Natürliche Pflege

für Mutter & Kind

Natascha von Ganski

Natürliche Pflege

für Mutter & Kind

Lotions, Cremes und Co. selbst gemacht

CHRISTIAN

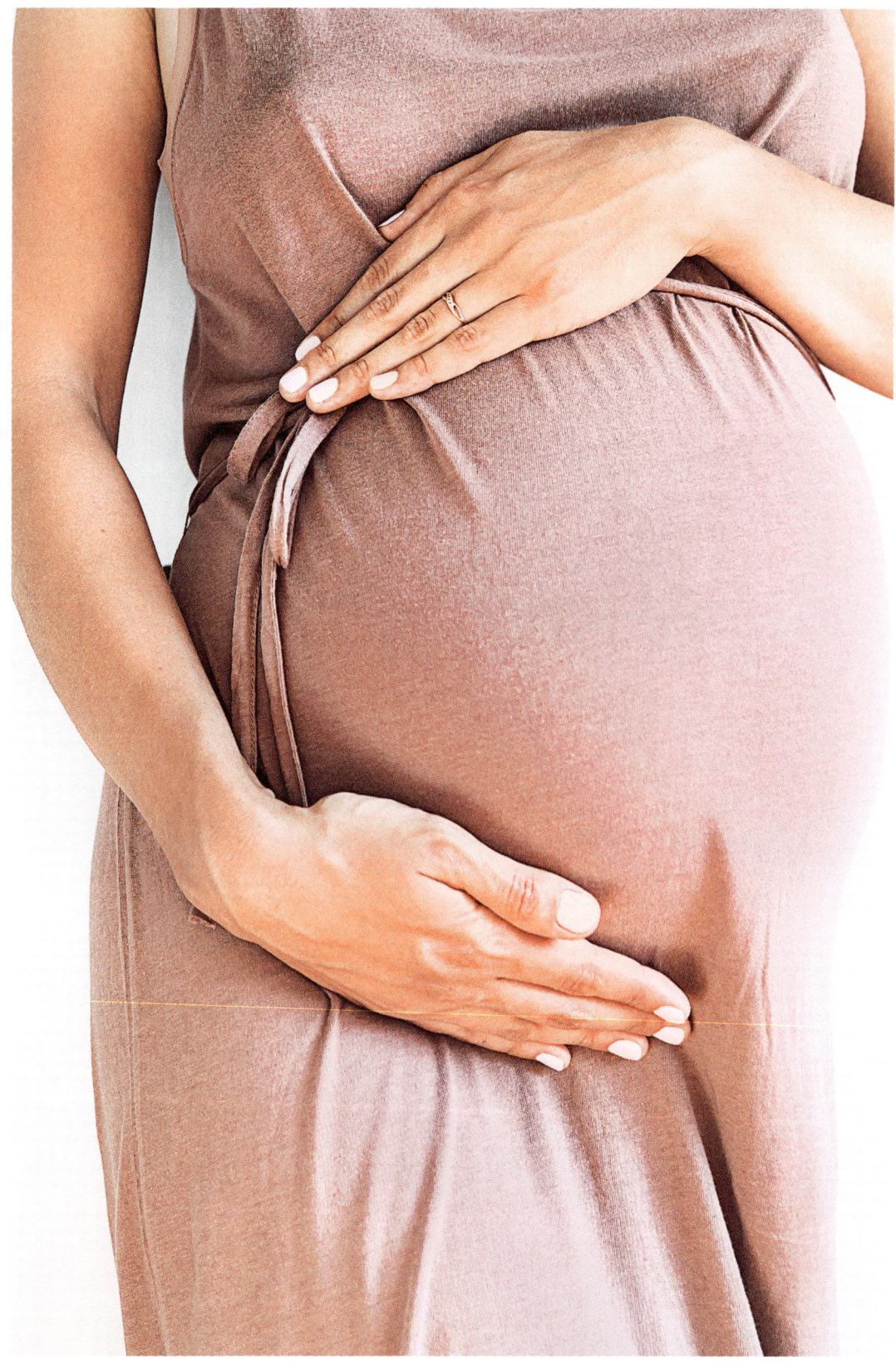

Inhalt

Vorwort

Weil das Leben in seiner Gesamtheit mit all den Anforderungen im Alltag zuweilen sehr kompliziert sein kann, ist es mir ein großes Anliegen gewesen, die in diesem Buch vorgestellten Rezepturen so einfach wie nur möglich zu gestalten. Sämtliche Rohstoffe sind natürlichen Ursprungs und deshalb besonders gut verträglich. Ich wünsche mir sehr, dass die Lust am Selbermachen weiter zunimmt. In früherer Zeit galt es als selbstverständlich, die Dinge des täglichen Lebens selbst herzustellen. Umso wichtiger erscheint mir dies in einer Welt, die uns immer mehr an Eigenverantwortung und Selbstbestimmheit abzuringen versucht. Dabei liegt es in der Natur des Menschen, kreativ zu sein, denn es trägt zu einem wesentlichen Teil des persönlichen Glücks bei. Und weil bekanntlich wahre Schönheit von Innen kommt, wünsche ich Ihnen viel Freude, gutes Gelingen und Momente des Glücks beim Herstellen der eigenen Kosmetik für Sie und Ihr Baby.

Natascha von Ganski

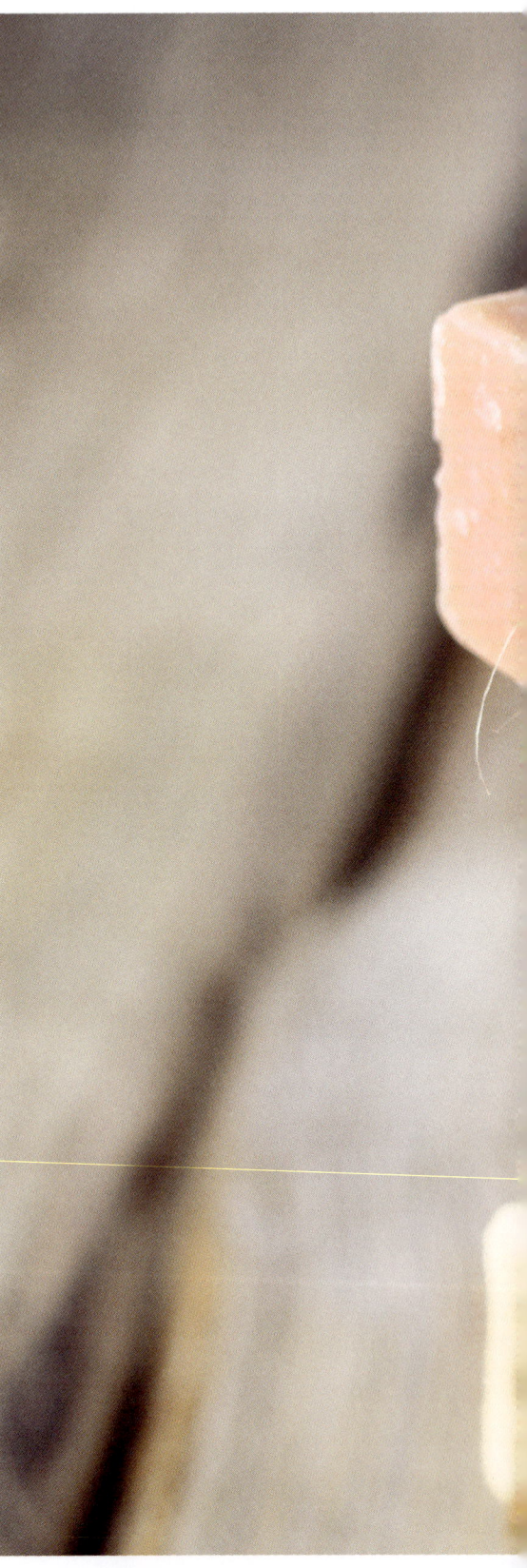

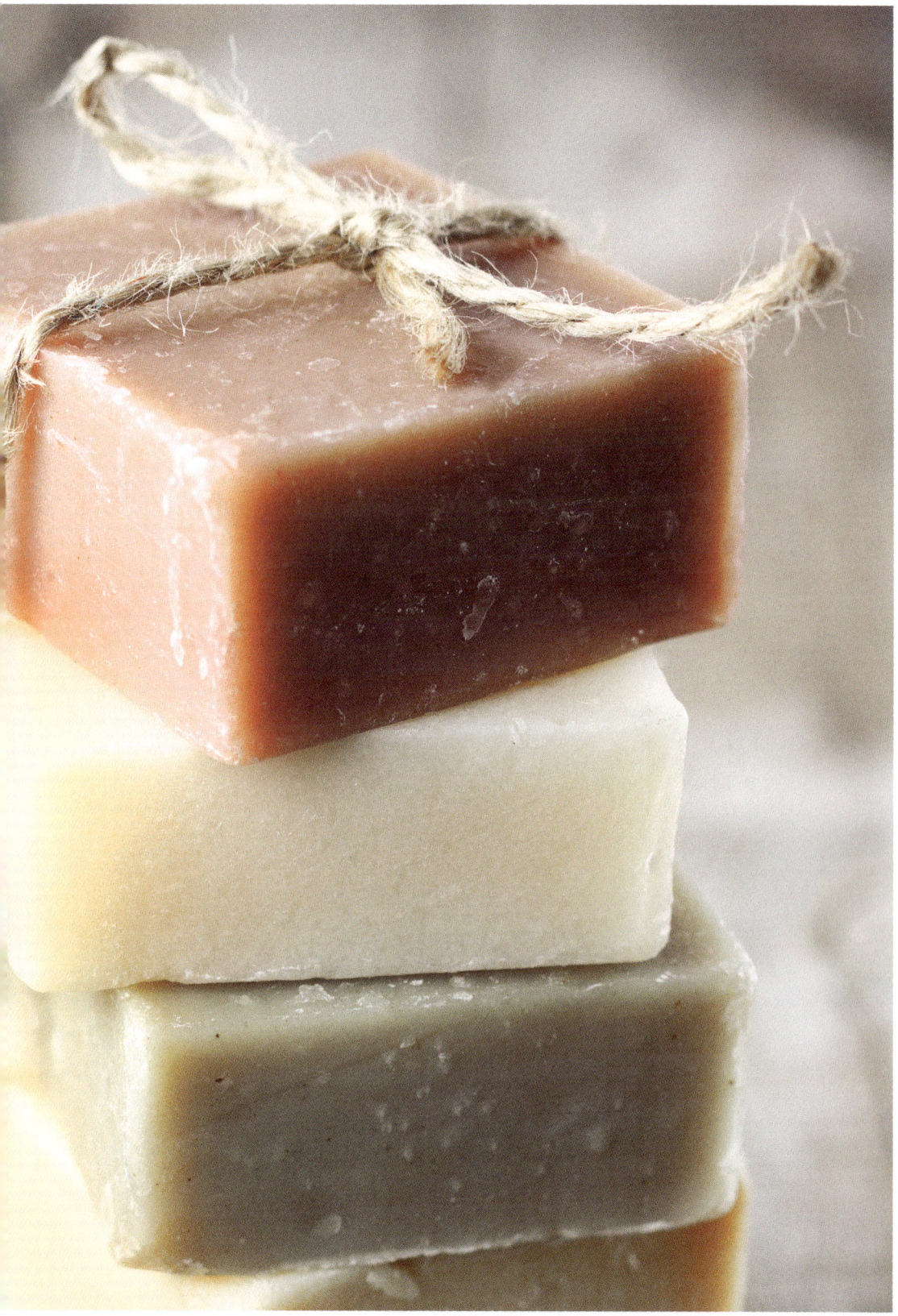

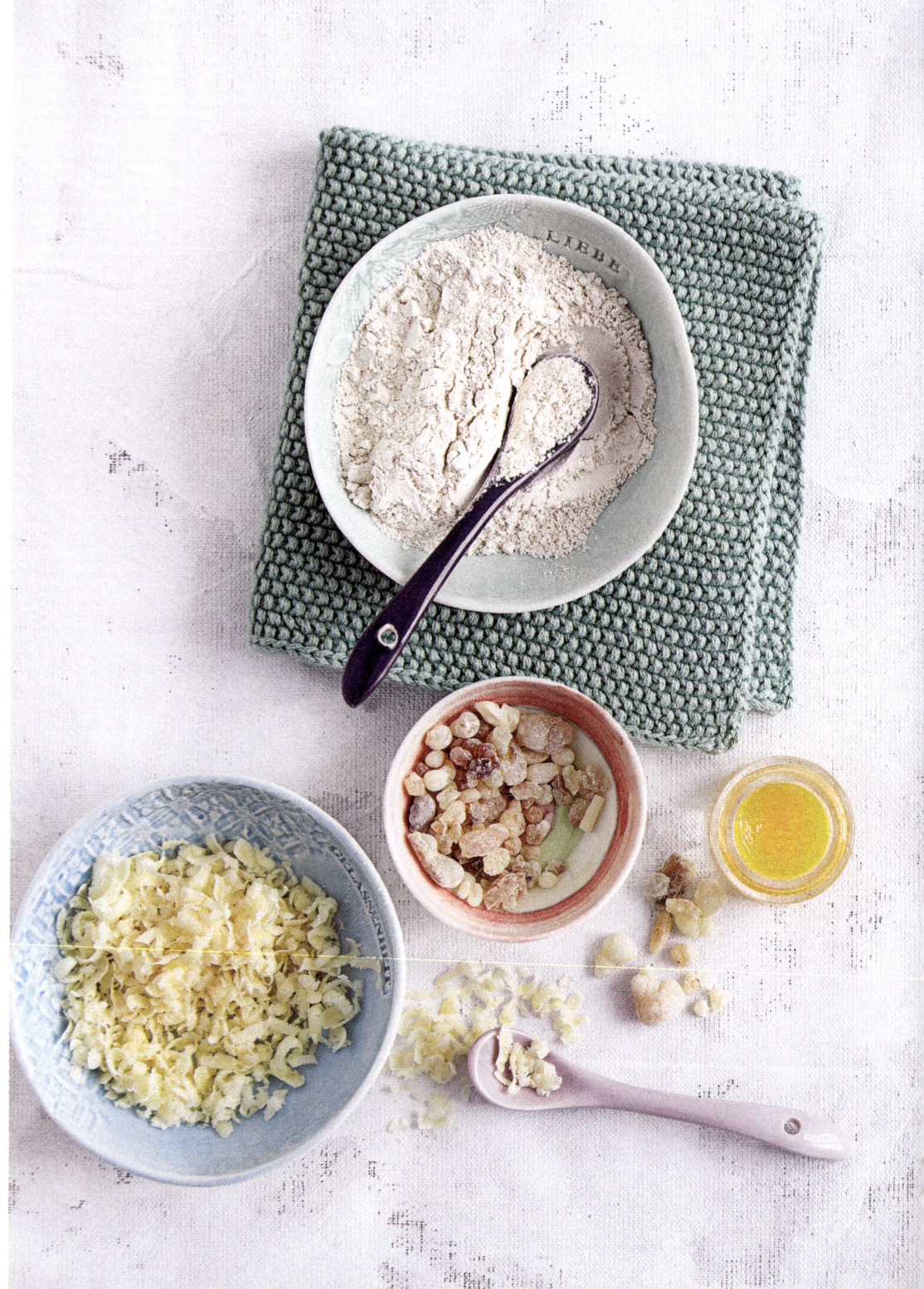

Bevor es losgeht

Unsere Haut ist ein besonderes Organ, das in seiner Funktion noch viele Fragen offen lässt. Wir sollten gut mit ihr umgehen und sie pflegen, damit sie uns Schutz und Hülle gleichermaßen ist.

Natürlichkeit für die Haut

Täglich ist unser Körper damit beschäftigt, fremde Substanzen aus der Umwelt zu analysieren, umzuwandeln, einzulagern und zu verstoffwechseln oder auszuscheiden. Während natürliche Substanzen die Haut nähren und pflegen, werden kosmetische Rohstoffe auf Basis von Mineralölen in der Haut eingelagert und führen so zu vorzeitiger Alterung.

Natürliche Kosmetik in Bioqualität erfreut sich seit Jahren einer immer größeren Beliebtheit. Inzwischen gibt es zwar eine Reihe guter Produkte zu recht erschwinglichen Preisen. Schaut man jedoch auf die Liste der Inhalts-

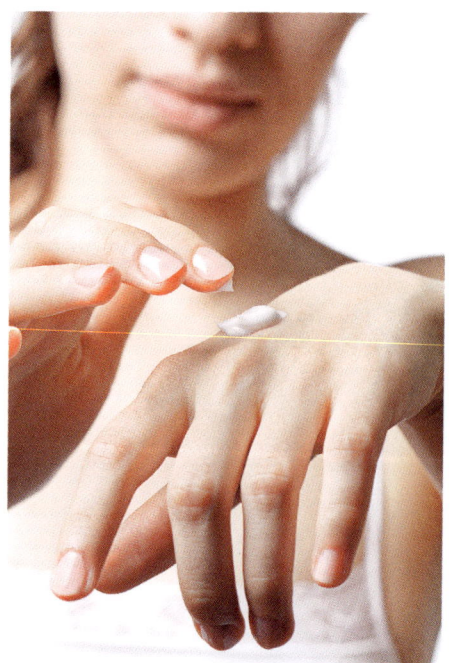

stoffe (INCI), ist sie oftmals genauso lang wie bei herkömmlichen, konventionellen Produkten. Für Naturkosmetik ist dies kein Hinweis auf mangelnde Qualität. Ganz im Gegenteil. Jedoch muss bei der Produktion großer Mengen auf eine gleichbleibend hohe Qualität geachtet werden, was die Zugabe vieler verschiedener Zutaten oftmals nötig macht. Ein weiterer, nicht zu unterschätzender Faktor ist die rechtliche Situation. So werden immer neue Vorschriften erlassen, die es den Herstellern natürlicher Kosmetik oder Pflegeprodukte nicht leicht machen.

Produzenten konventioneller Kosmetik verzichten zwar immer häufiger auf Bestandteile wie etwa Fette auf Mineralölbasis. Da jedoch die Komposition

Die Haut ist ein Schutz und Sinnesorgan und steht in Kontakt mit unserer Umwelt.

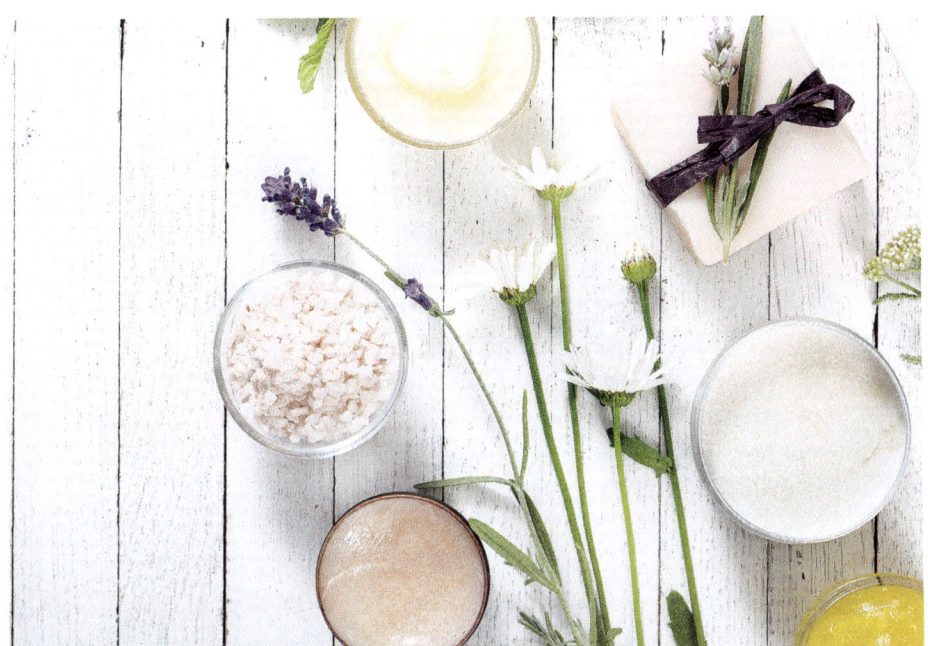

Cremezutaten sollten so natürlich sein, dass man sie auch essen könnte.

einer sich auf der Haut angenehm anfühlenden Creme eine hochkomplexe und chemische Angelegenheit ist und viel Forschungszeit in Anspruch nimmt, schaffen nur wenige den Sprung in das reine, biologische Naturprodukt.

Vorteile selbst gerührter Kosmetik

Ein bewusster Umgang mit unserem Körper und das Streben nach einem natürlichen Lebensstil ist bei der unendlichen Vielzahl an Stoffen aus der Umwelt nicht immer einfach. Dennoch kann vieles dazu beitragen, sich gut im eigenen Körper zu fühlen. Selbst hergestellte Kosmetik und körperpflegende Produkte sind, neben einer ausgewogenen und gesunden Ernährung, ein erster Schritt in diese Richtung.

Bereits mit einer Handvoll Grundmaterialien lassen sich hautpflegende Öle, Cremes oder Balsame herstellen, die preiswerter sind als Produkte aus dem Reformhaus oder der Apotheke. Zudem sind die benötigten Rohstoffe oftmals mehrere Jahre haltbar.

Vorteile selbst hergestellter Pflegeprodukte gibt es einige. Es bedarf übersichtlicher Grundmaterialien und es ist sogar fast einfacher als Kochen. Die Haltbarkeit der Rohstoffe beträgt häufig mehrere Jahre, was die Herstellung natürlicher Pflegeprodukte gegenüber gekauften erheblich preiswerter macht.

Mutter-Kind-Bindung stärken

Als Basis für die gesunde und natürliche Entwicklung eines Babys zählen Wärme und Geborgenheit sowie Ruhe und das Gefühl, willkommen zu sein. Dabei hilft es als Elternteil nicht immer, alles perfekt machen zu müssen. Eine Prise Gelassenheit und Humor nehmen den Druck aus angespannten Situationen und fördern eine harmonische Atmosphäre.

Etwas mehr als neun Monate fühlt sich ein Baby im Mutterleib geborgen und umhüllt. Nach der Geburt kommt es nun mit allerlei Umweltfaktoren in Kontakt. Sowohl äußerlich durch Kleidung, Luft und Geräusche als auch innerlich durch eine neue, dem Körper fremde

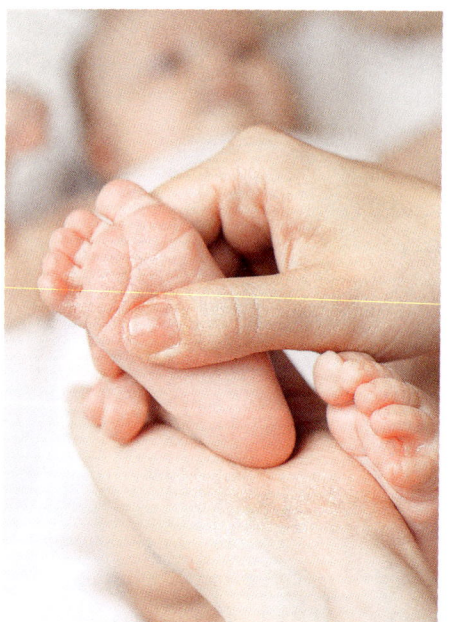

Nahrung. Unabhängig von der Jahreszeit benötigt das Baby nun eine neue Hülle, die Geborgenheit und Schutz bietet. Kleidung aus natürlichen Fasern wie Wolle, Baumwolle und Seide fördern die gesunde Entwicklung der zarten Babyhaut. Berührung und eine ausgewogene Pflege der Haut, mit so wenig Substanzen wie möglich und gerade so viel wie nötig, sorgen für den Aufbau einer gesunden Haut. Denn nun beginnt sich das natürliche Abwehrsystem des Babys, einschließlich der Haut, zu entwickeln, um sich gegenüber natürlich vorkommenden Keimen zu schützen.

Die Haut ist eng verknüpft mit dem Nervensystem. Mit jeder Berührung schüttet das Gehirn Oxytocin aus. Dieses Hormon wird auch als »Wohl-

Berührungen und sanfte Massagen unterstützen das Immunsystem und stärken die Haut.

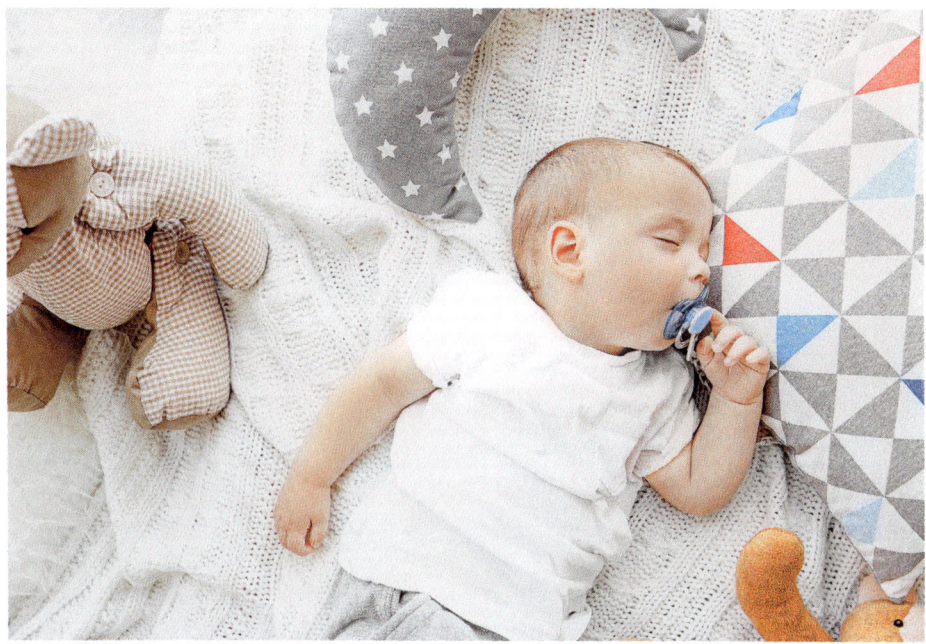

Ein Baby benötigt viel Ruhe, damit es die neuen Umweltreize verarbeiten kann.

fühlhormon« oder »Kuschelhormon« bezeichnet. Es fördert die natürliche Mutter-Kind-Bindung und unterstützt das Baby darin, sich in seiner neuen Welt geborgen und sicher zu fühlen. Dieses Geborgenheitsgefühl schenkt dem Baby zukünftiges Vertrauen in die Welt und lässt es neugierig Erfahrungen machen. Ein angstfreies Ausprobieren und Entdecken der Welt wird dadurch positiv gefördert.

Das Immunsystem des Babys

Ebenfalls fördert Oxytocin, neben anderen Faktoren, die Ausbildung des Immunsystems. Immer dann, wenn ein Baby mit einer fremden Substanz in Be-

rührung kommt, lernt sein Immunsystem dieses »Fremde« zu erkennen und entwickelt dadurch ein ganz eigenes, individuelles Abwehrsystem. Mit der Zeit erkennt das Immunsystem immer besser, wie es auf nicht zum Körper gehörende Stoffe reagieren muss. Mit natürlicher und nicht künstlich veränderter Nahrung, Kleidung und Pflegeprodukten fördern Sie die Bildung eines kräftigen Immunsystems Ihres Babys. Forschungen haben gezeigt, dass ein Baby bereits im Mutterleib Düfte und Geschmacksrichtungen erkennt, die die Mutter oft und gerne nutzt. Künstliche Duftstoffe, wie sie in Weichspülern verwendet werden, sollten demnach bestmöglich vermieden und durch biologische Waschmittel ersetzt werden.

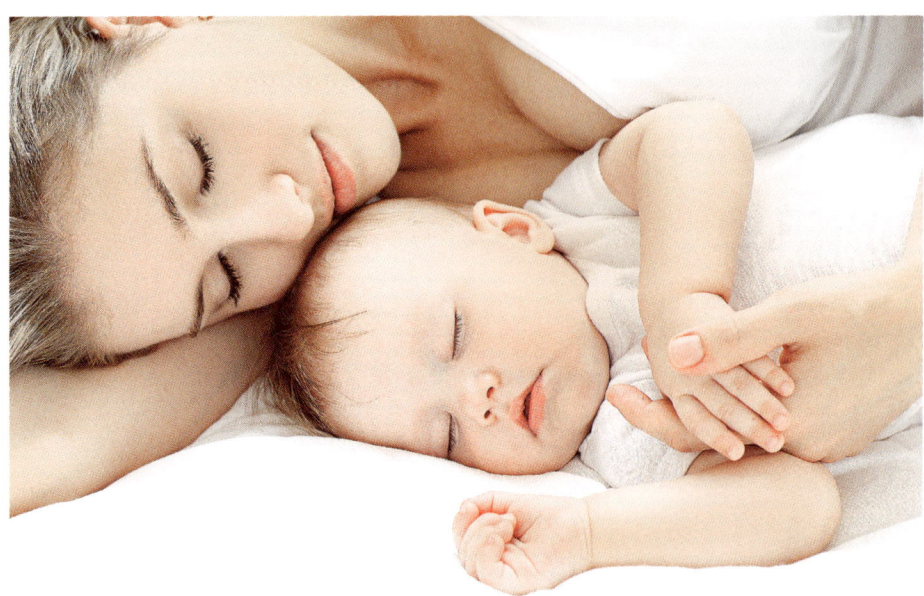

Nähe und Geborgenheit sorgen für Vertrauen und Entspannung.

Ebenfalls sollte man auf künstliche Duftstoffe, wie sie in vielen Deos und anderen konventionellen Pflegeprodukten vorkommen, verzichten.

Zeit und Ruhe

Was die körperliche Pflege des Babys angeht, darf man ruhigen Gewissens seinen mütterlichen Instinkten vertrauen. Vielleicht hilft dabei die Vorstellung, wie Frauen seit Jahrtausenden in allen Kulturen der Welt sich hingebungsvoll um die Babypflege gekümmert haben. Je natürlicher und unkomplizierter man dabei vorgeht und handelt, umso besser. Oftmals sind auch Reinigungsprodukte für Neugeborene mit viel zu vielen künstlichen Duftstoffen beladen und konfrontieren die jungen Erdenbürger dadurch mit einer Unzahl an Fremdsubstanzen. Jeder einzelne Stoff muss vom Immunsystem registriert und bewertet werden.

Wichtig ist, die Babyreinigung nicht als Pflichtprogramm zu betrachten, sondern als Teil eines in den Tag eingeflochtenen Rituals. Dabei ist für ausreichend Zeit und Ruhe zu sorgen. Auf diese Weise können Mutter und Baby die körperliche Pflege umso mehr genießen.

Das Baby sollte in den ersten Tagen und Wochen so wenig Umweltreizen wie nur möglich ausgesetzt werden. Dabei ist auf viel Ruhe für Mutter und Kind zu achten. Zu hohe Ansprüche und Perfektionismus an sich selbst sind hier fehl am Platz. Dies hat lediglich zur Folge, dass Unruhe und Ungeduld einkehren. Hilfreich ist es, sich bereits vor dem Geburtstermin Unterstützung zu organisieren.

Sollte etwas im Haushalt nicht sofort zur Hand sein, hilft Improvisation. Vergleiche mit anderen, was gewisse Ansprüche oder Bedürfnisse betrifft, helfen nicht weiter, denn sie führen oftmals zu vorschneller Frustration.

Körper und Seele stärken

Die Geburt eines Kindes stellt für den Körper eine der größten Kraftanstrengungen dar, weshalb die Mutter ihren Körper und ihre Seele mit allem, was ihr guttut, wieder stärken muss. Nahrhafte Lebensmittel, wie etwa regionales Gemüse und pflanzliche Fette aus Nüssen und Ölen, fördern die

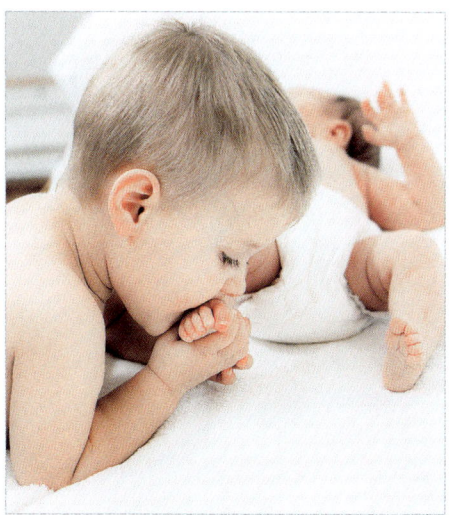

körperliche Regeneration. Viele Mütter beginnen erst mit der Hausarbeit oder anderen anstehenden Erledigungen, wenn das Baby schläft. Ratsam ist es, gemeinsam mit dem Baby ein Nickerchen zu machen und dabei das »schlechte Gewissen« zu verbannen, denn dies nützt niemandem etwas.

Mit jeder Geburt eines Kindes verändern sich auch die familiären Gewohnheiten. Beim ersten Baby erfährt die Partnerschaft eine völlig neue Qualität mit viel Nähe und Zärtlichkeit, aber auch nicht immer einfachen Herausforderungen. Die Geburt eines zweiten oder weiteren Babys stellt die Familienkonstellation ebenfalls vor neue Aufgaben. Ein wertvoller Tipp ist, die Geschwisterkinder in die pflegenden Rituale miteinzubeziehen. Je nach Alter übernehmen diese gerne etwas Verantwortung, ohne dabei überfordert zu werden. Das größere Geschwisterkind findet bestimmt Gefallen daran, seinem kleinen Bruder oder seiner kleinen Schwester zum Beispiel die Füße zu massieren. Auf diese Weise werden natürliche Bindungen gestärkt. Denn wir Menschen sind soziale Wesen und unsere Psyche und unser Seelenleben ist eng mit dem Immun- und Nervensystem verknüpft, was sich wiederum auf die gesunde und reibungslose Funktion aller Organe auswirkt.

Ein Baby verändert das Leben der ganzen Familie.

Wie funktioniert unsere Haut

Eine intakte Haut und ein gesundes Hautbild werden als Spiegel der Seele bezeichnet. Oftmals offenbaren sich außergewöhnliche Belastungen, aber auch chronische Erkrankungen und stark hormonelle Schwankungen im Hautbild.

Der erste Schutzwall unseres Immunsystems sind die Atemwege. Weniger Beachtung hingegen erfährt die Haut. Sowohl die äußeren als auch die inneren Oberflächen bilden ein dichtes Netzwerk aus spezialisierten Zellen, die keimhemmende Eigenschaften speziell gegen Pilze und Bakterien aufweisen.

Die Haut besitzt allerdings wie auch andere Stellen im Körper (z. B. im Darm) eine sogenannte Standortflora mit hautschützenden Bakterien.

Sowohl fette pflanzliche als auch ätherische Öle schützen die Haut und wirken zugleich epithelisierend und immunstärkend. So haben Keime und Mikroorgansimen aus der Umwelt keine Chance, sich zu vermehren.

Das größte Körperorgan

Mit einer Oberfläche von etwa 2 m² und einem Gewicht von 14 kg bei einem Erwachsenen ist unsere Haut das größte Organ des Körpers. Sie ist für die Wärmeregulation verantwortlich und übernimmt wichtige Sinnesfunktionen. Wenn davon gesprochen wird, dass die Haut »atmet«, so hat dies mit der Stoffwechselfunktion zu tun, die der Haut

Pflanzliche Öle und Fette nähren die Haut und unterstützen sie positiv.

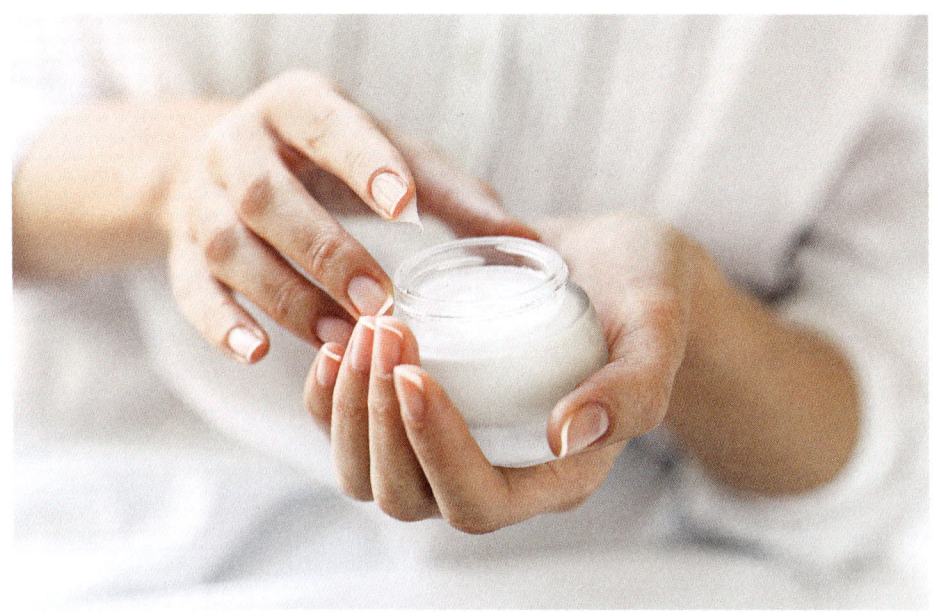

Die Haut ist ein Stoffwechsel- und Atmungsorgan, schenken Sie ihr deshalb besondere Aufmerksamkeit.

zu eigen ist. Sie bildet eine natürliche Brücke zwischen Körperinnerem und Körperäußerem. Von außen an die Haut herangeführte fettlösliche Substanzen werden aufgenommen und je nach Aufbau verstoffwechselt. Andererseits werden Endprodukte des Stoffwechsels aus dem Körperinneren über die Haut abtransportiert. Wird der Körper zu sehr mit Schadstoffen belastet, versucht er diese zunehmend über die Haut abzutransportieren. Eine ausgewogene Ernährung, frische Luft sowie Kleidung aus »atmenden« Fasern unterstützen ein gesundes Hautbild.

Die Haut selbst besteht aus drei Schichten, wobei die äußerste Schicht als Oberhaut (Epidermis) bezeichnet wird.

Hier enden die Ausgänge von Schweiß- und Talgdrüsen, die für eine ausreichende Befeuchtung und Hautfettung sorgen. Sie bilden den sogenannten Hydrolipidfilm. Die darunterliegende Schicht wird als Lederhaut (Dermis) bezeichnet. Hier befinden sich Blut- und Lymphgefäße sowie ein hochelastisches Bindegewebe, das der Haut ihre Beweglichkeit schenkt. Die hier eingelagerten Hautzellen binden unter Zuhilfenahme von Hyaluron Wasser. Mit zunehmendem Alter wird das Enzym Hyaluronidase aktiv, woraus folgt, dass die Zellen ihre Feuchtigkeit verlieren und unsere Haut faltiger und trockener wird. Pflanzen, die besonders reich an Flavonoiden sind, hemmen das feuchtigkeitsabbauende Enzym.

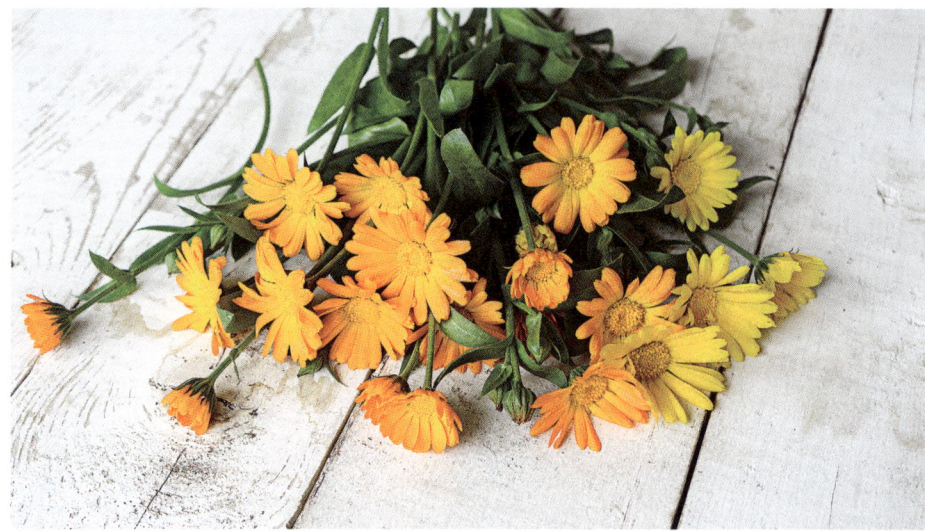

Wertvolle Heilpflanzen fördern die Heilung und Regeneration der Haut.

Die Unterhaut (Subdermis) besteht aus lockerem Bindegewebe, in dem Fettzellen als Energiespeicher eingelagert sind. Ihre Aufgabe ist es, den Körper vor Unterkühlung zu schützen und Stöße abzufangen. Stark beanspruchte Stellen, wie etwa die Handinnenflächen und die Fußsohlen, besitzen die stabilsten Hautregionen. Besonders fein und dünn ist die Haut an den Achselhöhlen und den Augenlidern.

Über Reflexe und Reize von außen, wie etwa durch Berührung und Massagen, werden die sogenannten Headschen Zonen der Haut angeregt, die über eine Verbindung mit dem Nervensystem (Rückenmark) unterschiedliche Organe im Körperinneren erreichen.

Dadurch wird die Haut in ihrer Funktion gekräftigt, und gleichzeitig erfahren

innere Organe wie die Lunge oder das Verdauungssystem eine positive Unterstützung.

Was die Haut braucht

Ein natürliches und frisches Hautbild wird durch alle natürlichen Maßnahmen positiv unterstützt. Verwenden Sie so wenig denaturierte Nahrung wie möglich. Wie schon beschrieben, ist die Haut ein Teil unseres körpereigenen Entgiftungssystems und überaus stoffwechselaktiv. Von außen zugeführte Substanzen kann die Haut nur vollständig verstoffwechseln, wenn sie natürlichen Ursprungs sind. Öle mineralischen Ursprungs, wie sie häufig in konventioneller Kosmetik verwendet werden, lagern sich mit der Zeit im Hautgewebe ab, ziehen nicht vollständig in die Haut ein und lassen sie vorschnell altern. Auch eine übertriebene Hygiene schädigt dauerhaft die Bildung eines gesunden Hautbilds.

Bei entzündlichen Rötungen und einer vermehrten Talgbildung, die zu Pickeln führt, sollte auf säurebildende Nahrung wie zu viel Wurst, Fleisch und Kaffee verzichtet werden. Waschungen mit Heilpflanzenauszügen, wie beispielsweise aus Ringelblumen, Schachtelhalm und Frauenmantel, helfen der Haut, sich auf natürliche Weise zu regenerieren. Grundsätzlich braucht es Geduld, die eigene Haut wieder in Balance zu bringen.

Ein komplexes Organ

Als besonders belastend gelten chronische Hauterkrankungen wie die Neurodermitis (atopisches Ekzem). Dabei handelt es sich um eine überschießende Reaktion des Immunsystems. Über zehn Prozent der Kinder bis zum dritten Lebensjahr sind vom atopischen Ekzem betroffen. Die Ursachen sind noch nicht vollkommen geklärt, wobei sicher ist,

dass mehrere Faktoren eine Rolle spielen. Dazu gehören erbliche Veranlagung, Allergien, Nahrungsmittelunverträglichkeiten und Medikamentenintoxikation (Antibiotika, Impfstoffe). Mit zunehmendem Alter lassen die typischen Symptome, wie rote und trockenschuppige oder nässende Haut mit quälendem Juckreiz in siebzig Prozent der Fälle mit dem Eintreten in die Pubertät nach. Die an Neurodermitis leidende Haut reagiert sehr empfindlich auf Stoffe, die von außen an sie herangeführt werden. Symptomlindernd wirken Nachtkerzen- und Borretschsamenöl sowie Johanniskrautöl und juckreizlindernde Umschläge aus Ackerschachtelhalm sowie gerbstoffreiche Pflanzen wie Zaubernuss, Frauenmantel und Melisse. Wichtig ist ebenfalls, dass die ohnehin schon trockene Haut nicht durch zu häufiges Baden weiter ausgetrocknet wird.

Die Haut gilt als eines der komplexesten Organe unseres Körpers. Vieles bedarf noch der Erforschung. Als gesichert gilt jedoch, dass unsere Haut eng verbunden ist mit unserer Psyche, denn unsere Haut und unser Nervensystem stammen aus demselben embryonalen Keimblatt. Dies bedeutet, dass die beiden Organsysteme auf das Engste miteinander verbunden sind, was sich in der hochgradigen Sensibilität unserer Haut zeigt.

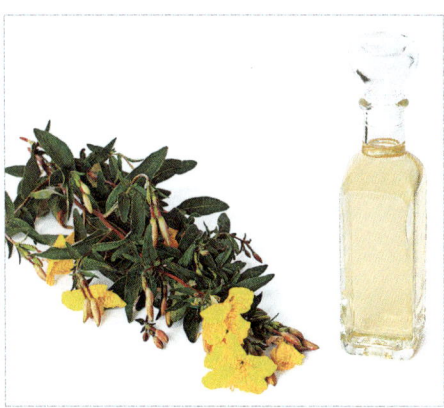

Nachtkerzenöl wirkt feuchtigkeitsregulierend und beruhigend.

Die Haut in der Schwangerschaft

Während der Schwangerschaft sind geringe oder stärker ausgebildete Hauterscheinungen normal und kein Grund zur Besorgnis. Nach der Geburt verschwinden sie in der Regel wieder. Lediglich bei einer plötzlich und stark juckenden Haut sollte die Hebamme oder Frauenärztin verständigt werden, da es sich hierbei um eine sehr selten vorkommende Überbelastung des Körpers mit Beteiligung der Leber handeln könnte.

Eine der häufigsten Hautveränderungen bei einer jungen Mutter sind dunkle Hautpigmente wie beispielsweise die sogenannte Linea nigra. Dabei handelt es sich um einen schmalen Streifen, der sich vom Bauchnabel bis zum Schambein zieht. Auch die Brustwarzen und einige Stellen im Gesicht können sich dunkel färben. Die Ursache hierfür liegt in einer verstärkten Ausschüttung des Pigmentstoffs Melanin, der unsere Haut bräunt, wenn wir sie dem Sonnenlicht aussetzen.

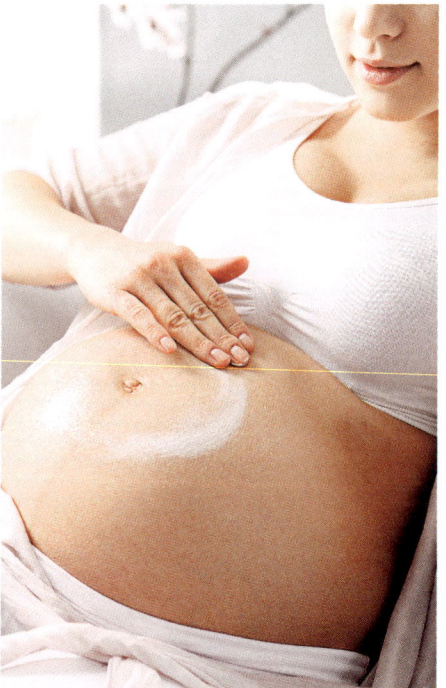

Auftretende Hautsymptome

Die erhöhte Produktion von Schwangerschaftshormonen führt bei einigen Frauen zu trockener und juckender Haut. Hier helfen rückfettende Bäder und reichhaltige Lotionen sowie atmungsaktive Kleidung. Ebenfalls bedingt durch die Schwangerschaft wird

Stark beanspruchte Haut benötigt in der Schwangerschaft besondere Aufmerksamkeit.

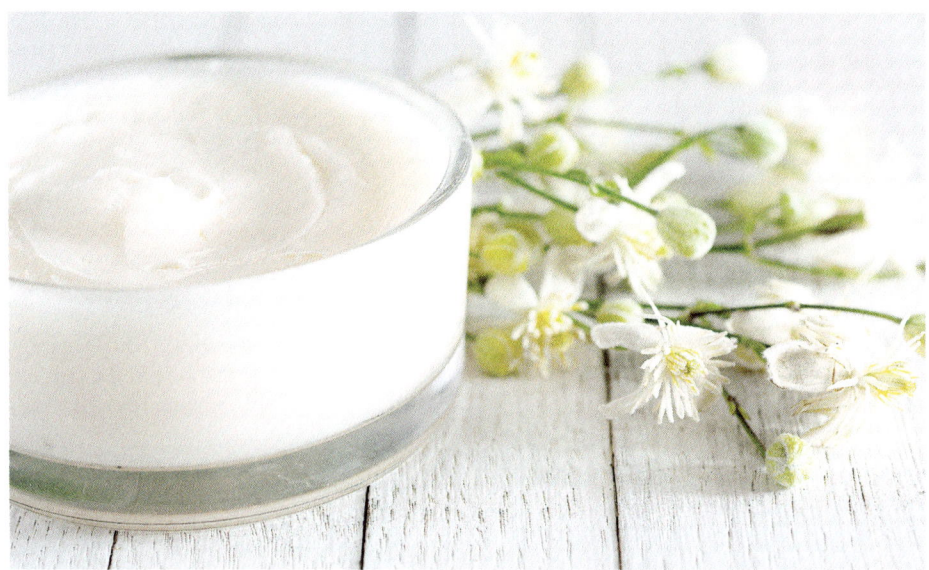

Natürliche Cremes mit pflanzlichen Substanzen helfen bei Hautveränderungen.

die Haut besonders gut durchblutet. Bei sehr feiner Haut im Gesicht oder an anderen Stellen des Körpers kann sich eine Couperose ausbilden, die aufgrund einer Erweiterung der kleinen Blutgefäße zustande kommt. Einige dieser erweiterten, kleinen Gefäßabzeichnungen können auch noch nach der Geburt bestehen bleiben. Hier empfiehlt es sich, extreme Temperaturschwankungen, vor allem aber Hitze, zu meiden, da sich hierdurch die Blutgefäße zusätzlich weiten.

An besonders dehnfähigen Stellen wie Brust, Bauch und Oberschenkeln bilden sich bei fast allen Frauen aufgrund der Gewichtszunahme in der Schwangerschaft Schwangerschaftsstreifen. Frühzeitiges Einmassieren von Ölen und Cremes können eine zu starke

Ausbildung von Schwangerschaftsstreifen zwar verringern, jedoch nicht immer vollständig verhindern. Hier spielt die persönliche Veranlagung eine gewisse Rolle.

Besondere Pflege

Um sich so wohl wie nur möglich während der Schwangerschaft in der eigenen Haut zu fühlen, ist eine Extraportion Pflege ratsam. Das Einreiben mit hautpflegenden Ölen, Lotionen oder Hautbutter verwöhnt die Haut. Wohltuend ist es, die Hautregionen, die durch eine Dehnung besondere Belastungen erfahren haben, sanft zu massieren. Die Haut kann in der Schwangerschaft ruhig öfter als sonst eingecremt werden. Milde Düfte tragen auch mit zur Entspannung bei.

Die Hautpflege des Babys

Eine gesunde Babyhaut benötigt im besten Fall warmes Wasser, eine sanfte Seife und gegebenenfalls etwas pflanzliches Öl zum Einreiben. Die angebotenen Pflegeprodukte hingegen enthalten eine Vielzahl an Substanzen, die ein langes Lagern ermöglichen sollen und in seltenen Fällen völlig frei von künstlichen Zusatzstoffen sind.

Eine zarte und rosig schimmernde Babyhaut entwickelt sich in den meisten Fällen erst in einigen Stunden nach der Geburt. Manchmal dauert es sogar einige Tage oder Wochen, bis sich die zarte Haut daran gewöhnt hat, nicht mehr vollständig mit Fruchtwasser umhüllt zu sein. Direkt nach der Geburt haftet

vielen Babys an einigen Stellen der Haut eine weißliche Paste an, die aus Talgdrüsensekret und Fett besteht. Sie schützt die Haut vor dem Austrocknen durch das Fruchtwasser und wird als Käseschmiere bezeichnet. Bei Neugeborenen, die etwas über dem Geburtstermin das Licht der Welt erblicken, ist die Käseschmiere »aufgebraucht« und das Baby schuppt und »häutet« sich, was jedoch ohnehin in den ersten Tagen geschieht und völlig normal ist.

Die zarte Babyhaut

Die Haut des Babys gleicht im Grundaufbau der des Erwachsenen und ist doch so viel zarter und um einiges anfälliger gegenüber Umweltreizen. Dies liegt daran, dass sie bis zu fünfmal dünner ist als bei einem Erwachsenen und sich die

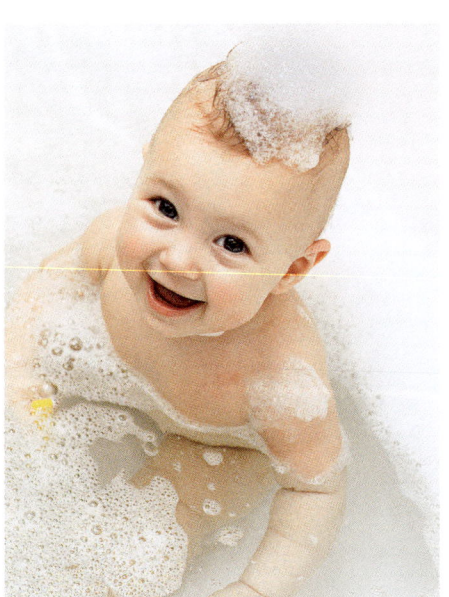

Zarte und dünne Babyhaut benötigt besonders milde und verträgliche Pflege.

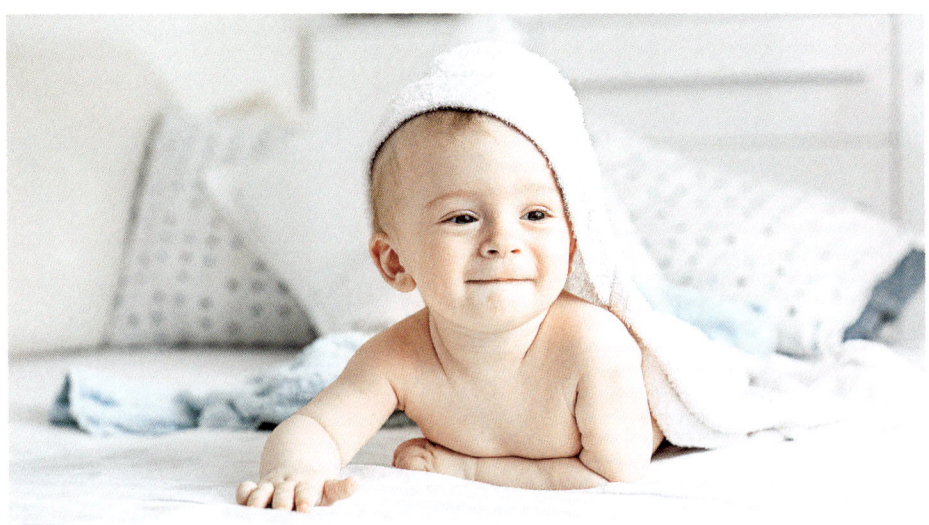

Auch Babys fühlen sich gerne in ihrer Haut wohl.

schützende Schicht aus Hautfett und Schweiß noch nicht vollständig ausgebildet hat. Das Fehlen dieser Schutzschicht ist zum einen verantwortlich für eine leichtere Aufnahme von Wasser und anderen Stoffen aus der Umwelt. Andererseits trocknet die Haut rasch aus, weil die fehlende Fettschicht die Feuchtigkeit leichter verdunsten lässt.

Natürliche Hauterscheinungen

In den ersten Wochen nach der Geburt entwickeln manche Babys im Gesicht rote Pusteln mit einem weißen Punkt in der Mitte oder Grießkörner, was als Neugeborenen-Akne und Milien bezeichnet wird. Diese Hauterscheinungen sind ungefährlich und verschwinden recht rasch wieder. Verantwortlich hierfür sind Hormone, die das Baby in

der Schwangerschaft über die Nabelschnur mit aufnimmt und die sich nun spontan wieder abbauen.

Im Laufe der ersten Monate kann sich bei Babys auf der Kopfhaut eine weißlich-gelbe, krustige Schicht bilden, die sich schwer lösen lässt. Oft handelt es sich hierbei um Kopfgneis ohne weitere Symptome. Von Milchschorf hingegen spricht man, wenn die Haut zusätzlich gerötet ist und juckt.

Für die Babyhautpflege wird recht wenig benötigt. Warmes Wasser und ein natürliches Öl für die Reinigung – auch im Windelbereich – ist oftmals ausreichend und reizt die empfindliche Haut nicht unnötig. In den ersten Wochen sollte das Baby nicht häufiger als ein- bis zweimal gebadet werden, damit die Haut nicht zu stark austrocknet.

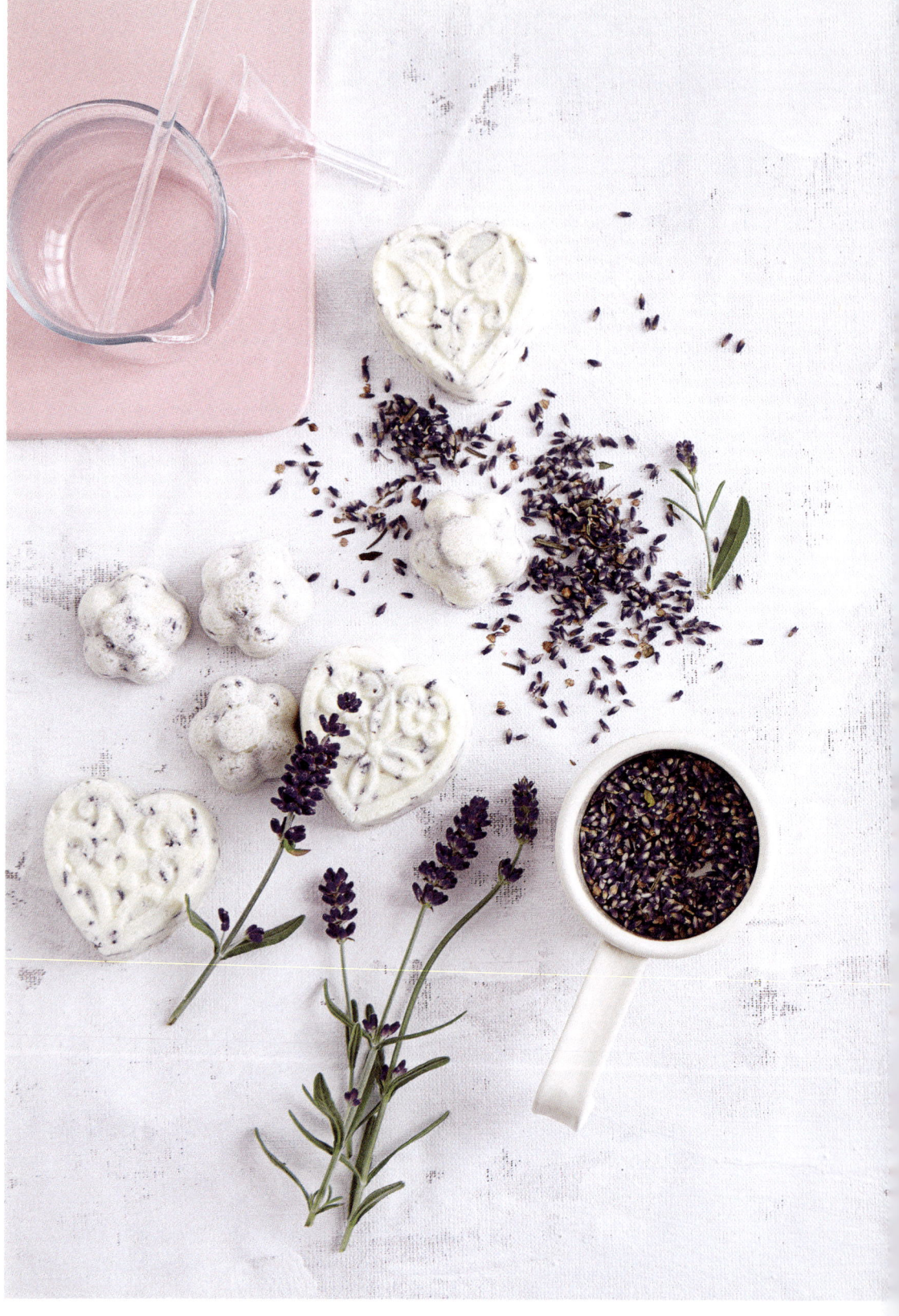

Die Grundlagen

Die Pflanzenwelt schenkt uns einen großen Schatz wertvoller Anwendungsmöglichkeiten. Natürliche Körperpflege ist ein wesentlicher Teil von ihr.

Arbeitsplatz vorbereiten

Eine Creme für das Gesicht oder eine Tinktur aus Heilpflanzen ist schnell und unkompliziert zubereitet. Am besten ist es, sich ähnlich wie mit einem Werkzeugkoffer ebenfalls einen Platz in der Küche, auf einem Regal, in der Kammer oder in einer speziellen Kiste einzurichten, wo sich ausschließlich alle Zutaten für die »Rührküche« befinden.

Zum Anrühren der eigenen Creme bedarf es nicht mehr Platz als zum Kochen in der Küche. Die Arbeitsfläche sowie die benötigten Geräte sollten so sauber und keimfrei wie möglich sein. Ähnlich also wie beim Kochen von Marmelade.

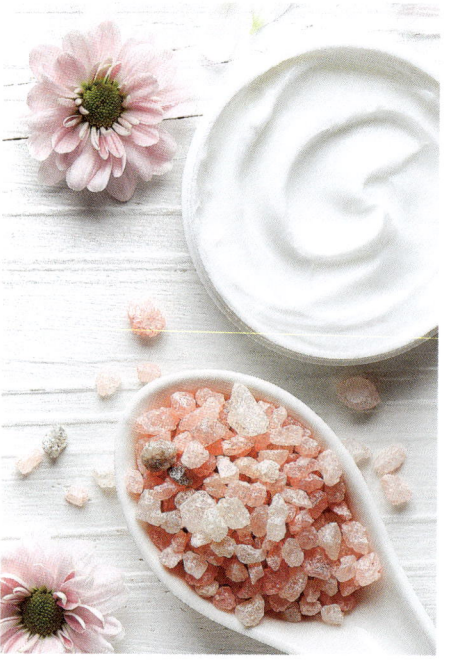

Selbst hergestellte Naturkosmetik, die ausschließlich aus fetten Substanzen besteht, wie beispielsweise ein Balsam aus Olivenöl und Bienenwachs, ist bis zu einem Jahr und sogar darüber hinaus haltbar. Feuchtigkeitscremes hingegen, die einen hohen wässrigen Anteil haben, und Gele, die so gut wie ausschließlich auf Wasser basieren, sind dagegen nur wenige Wochen haltbar, da sie rasch Keime wie Bakterien und Pilze anziehen.

Eine natürliche Hemmung der Keimbildung kann mittels Zugabe von ätherischen Ölen, Alkohol oder Glycerin erreicht werden. Die Zugabe von Alkohol in Form einer Pflanzentinktur erweitert so den Wirkungsbereich einer Gesichts- oder Körpercreme. Glycerin ist eine natürliche langkettige Alkohol-

Es bedarf wenig Platz – dafür etwas Zeit zum Rühren der Creme.

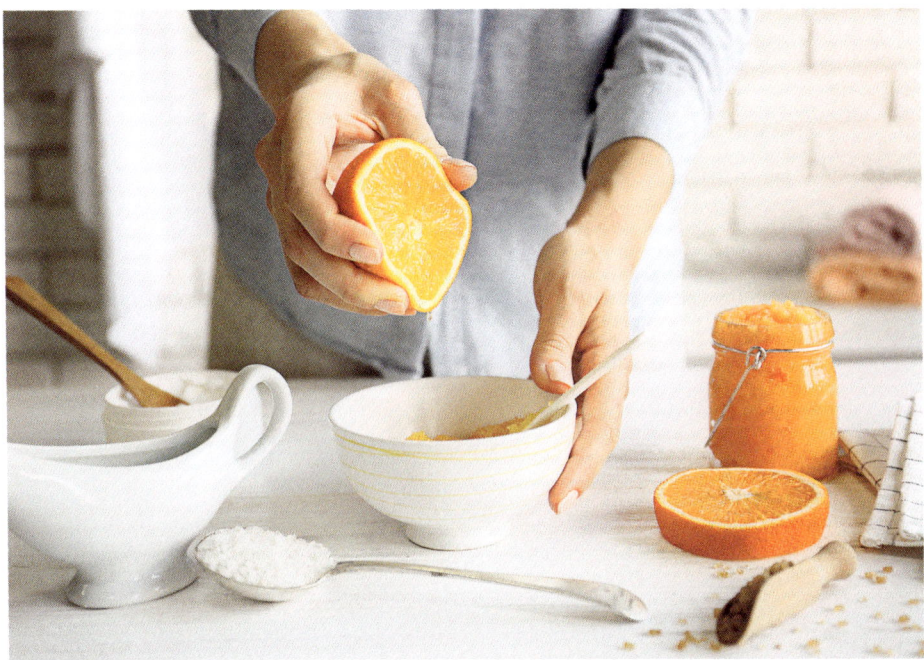

Legen Sie sich die benötigten Zutaten zurecht, bevor es losgeht.

Zucker-Verbindung und schenkt der Haut zusätzlich Feuchtigkeit. Studien haben gezeigt, dass sowohl der Zusatz von Alkohol und Glycerin in einem Gesamtmengenverhältnis von nicht mehr als zehn Prozent die Haut nicht austrocknet.

Der richtige Zeitpunkt

Wählen Sie einen Moment im Laufe des Tages, an dem Sie Zeit und Lust haben, sich Ihre Kosmetik anzurühren. Wie auch beim Kochen gelingen dann die Rezepte am besten. Je sorgfältiger also und mit je mehr Ruhe gekocht und gerührt wird, umso größer ist die Freude über das gelungene Ergebnis.

Zubereitungen mit einer Mischung aus verschiedenen ätherischen Ölen reifen, sowohl was den Duft angeht als auch was die Konsistenz betrifft, oftmals ein bis zwei Tage nach. Riecht eine Creme oder ein angemischtes Badesalz zu Beginn noch etwas »streng«, legt sich dies in der Regel nach einigen Stunden, und die Mischung ist zu einer harmonischen Komposition gereift. Verändert sich der Geruch nach einigen Wochen und es riecht hingegen unangenehm, sollte die Creme nicht mehr verwendet werden. Ein weiterer Hinweis für eine verdorbene Creme sind kleine, dunkelgraue bis schwarze Pünktchen auf dem Inneren des Deckels oder direkt auf der Creme.

Arbeitsgeräte und Zubehör

Für die Herstellung selbst gerührter Pflegeprodukte sollten Sie sich Arbeitsutensilien beschaffen, die ausschließlich für die Zubereitung der eigenen Kosmetik genutzt werden. Dabei muss es sich nicht um besonders hochwertige und kostspielige Töpfe oder innovative und elektrische Rührgerät handeln. Natürlich sollte es Freude machen, das eigene Rührwerkzeug zu betrachten. Omas alter Kochtopf tut es allerdings auch. Zunächst ist entscheidend, ob einem das Selbstrühren wirklich Spaß macht, bevor zu viel Geld investiert wird. Und hierfür braucht es wirklich nicht viel. Erweitert werden kann das Repertoire ohnehin immer:

Wichtige Arbeitsgeräte

1 Kochtopf, mit Platz für 2 mittelgroße Schraubgläser
2 Schraubgläser oder Bechergläser
1–2 lange Spatel oder Glasrührstäbe
1 elektronische Feinwaage
1 Milchschäumer (optional)
1 Stabmixer (optional)
diverse Cremedosen und Pumpspender sowie Pipettenflaschen

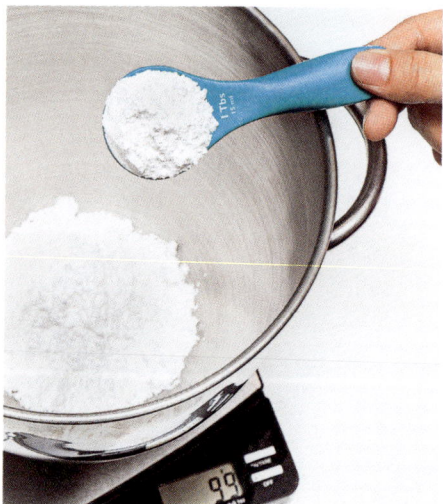

Lagern Sie Ihr »Rührwerkzeug« separat, so haben Sie alles rasch beisammen.

Das richtige Zubehör

Im Internet bieten Shops bereits praktische Startersets inklusive Thermometer und elektrischer Feinwaage an. Der Vorteil dieser Sets ist, dass unnötiges Suchen und Vergleichen von Funktion und Preis wegfallen. Die Shopanbieter sind oftmals selbst begeisterte Selbstrührerinnen und haben Erfahrungen gesammelt, welche Utensilien wirklich Sinn machen, einfach im Umgang und praktikabel sind.

Wichtig ist die Suche nach einem geeigneten Platz, an dem die Kosme-

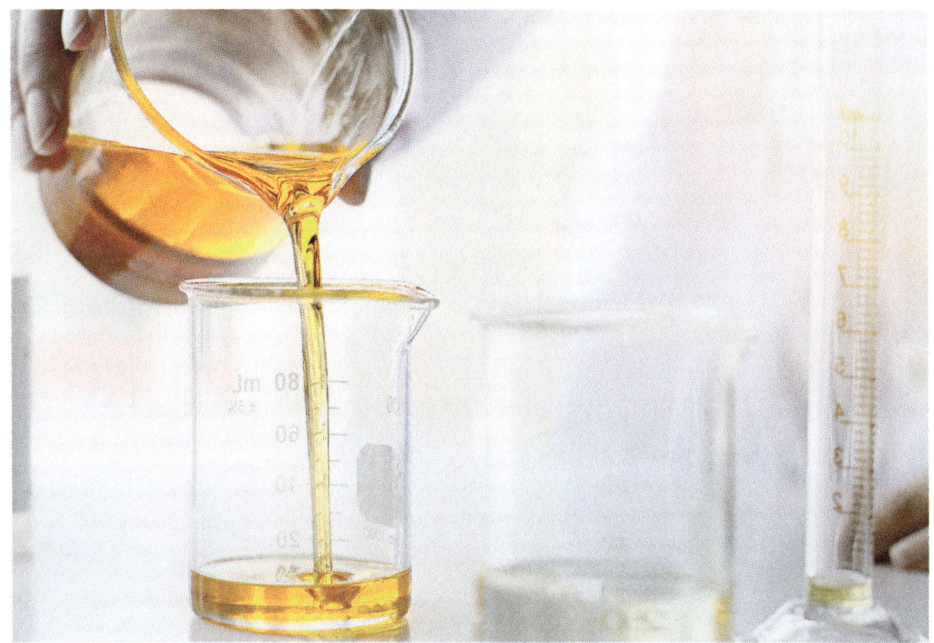

Das Internet bietet praktische und preiswerte Startersets.

tik-Rohstoffe sauber und sicher gelagert werden können. Dafür genügt bereits eine Plastikbox oder ein kleines Schränkchen in der Kammer. Die Aufbewahrung im Kühlschrank ist nicht notwendig. Dennoch sollten alle Zutaten vor direkter Sonneneinstrahlung und vor Wärmebildung geschützt sein, da beides zu einem unnötigen und frühzeitigen Verfall der Wirkstoffe führen kann.

Die Tiegel für die Aufbewahrung meiner Gesichtscreme, Körperlotionen und Balsame verwende ich in der Regel nur ein Mal. Es sei denn, sie lassen sich wirklich richtig gut reinigen, wie dies bei Einmachgläsern der Fall ist. Oftmals verbleiben winzige Reste in den Schraubverschlüssen, die zu einer Verkeimung der neu eingefüllten Creme führen können. Sowohl beim Reinigen als auch beim Befüllen darf das Innere der Tiegel nicht mehr feucht sein. Hat sich beispielsweise Kondenswasser an der Innenseite des Deckels nach dem Befüllen der noch warmen Creme gebildet, muss er unbedingt abgetrocknet werden.

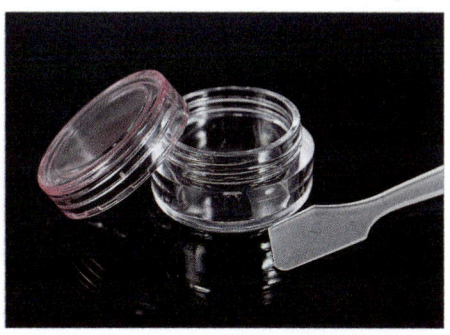

Reinigen Sie den Tiegel gründlich.

Heilpflanzen und Kräuter

Die Beschäftigung mit Heilpflanzen bietet eine unendliche Vielfalt an kreativen Möglichkeiten. Es kann sehr erfüllend sein, Blüten, Blätter und Wurzeln für den Eigenbedarf zu sammeln und zu verarbeiten. Dazu gehört, sie zu trocknen, eine Tinktur anzusetzen oder ihre Wirkstoffe in Öl auszuziehen, um sie so für den späteren Gebrauch haltbar zu machen. Voraussetzung hierfür ist eine sehr gute Kenntnis von Heilpflanzen.

Es ist überaus wichtig, sich im Klaren zu sein, um welche Pflanze es sich handelt, die am Wegesrand wächst. Deshalb ist es anzuraten, bei Unsicherheiten auf deren Verwendung zu verzichten. Egal, ob es sich dabei um die Bereicherung eines Salats oder eines Smoothies mit Wildkräutern handelt oder um die selbst hergestellte Gesichtscreme.

Am besten beginnt man mit Pflanzen, die aus dem Garten oder der Natur vertraut sind. Dazu gehören Gänseblümchen, Rosmarin, Thymian, Ringelblumen oder Rosskastanien.

Gesammelt werden sollte stets an einem trockenen und idealerweise sonnigen Tag um die Vormittags- bis Mittagszeit. Morgens befindet sich oftmals noch Tau auf den Blüten und Blättern. Für die Weiterverarbeitung einer Tinktur ist dies allerdings nicht unbedingt von Nachteil, da der vorhandene Alkohol eine keimhemmende und desinfizierende Eigenschaft aufweist.

Jedoch erschwert die Feuchtigkeit, die durch Regen oder Tau verursacht wurde, das rasche Trocknen der Pflanzen-

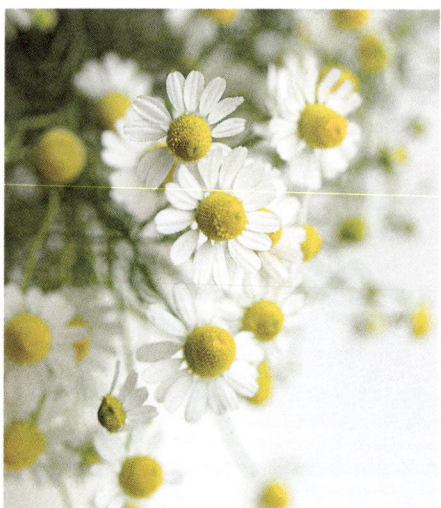

Heilpflanzen sind ein Geschenk der Natur.

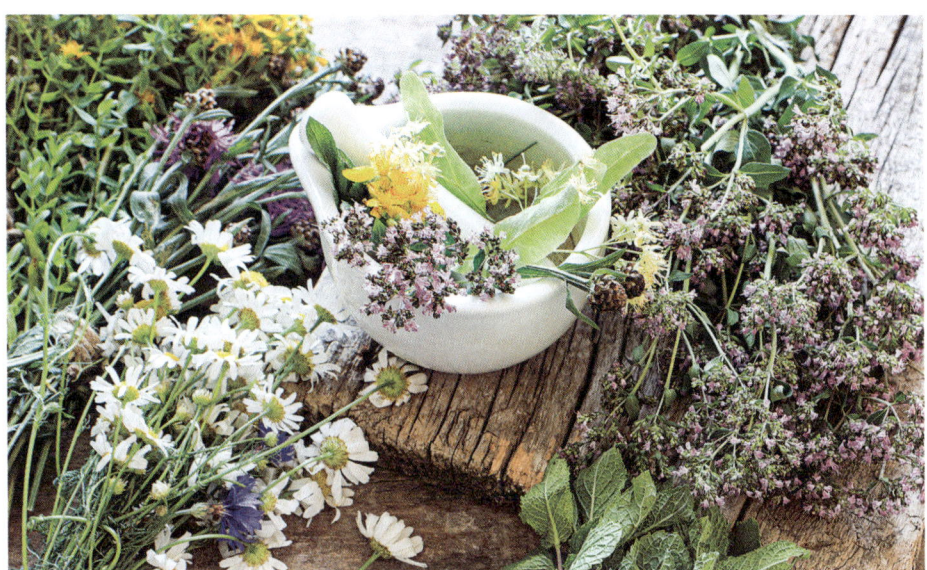

Sammeln und verarbeiten Sie nur Heilpflanzen, die Sie genau kennen.

teile. Zudem bilden sich an sonnigen Tagen nochmals vermehrt wertvolle Begleitstoffe in den Blüten und Blättern.

Wer auf Nummer sicher gehen möchte, besorgt sich Heilpflanzen aus der Apotheke. In getrockneter Form – als Tee oder, wie es in der Phytotherapie heißt, als »Droge« (von dröge, droog/trocken). Zwar handelt es sich hier selten um Bioqualität, aber die Heilpflanzen müssen auf Rückstände oder Fremdsubstanzen geprüft werden, bevor sie verkauft werden dürfen. Das Internet stellt in Form von Kräutershops ebenfalls ein reichhaltiges Angebot an Heilpflanzen zur Verfügung. Vor einer Bestellung sollte hier der Eindruck und die Seriosität des Anbieters genau geprüft werden. Wenn der Anbieter Bioprodukte führt, sollte es dazu ein Zertifikat geben.

Pflanzliche Wirkstoffe

In der Pflanzenwelt wird zwischen einem Primärstoffwechsel und einem Sekundärstoffwechsel unterschieden. Im Primärstoffwechsel speichert die Pflanze Fette, Kohlenhydrate und Proteine, die sie als Energiespeicher und zur Ausbildung ihrer Struktur benötigt. In der Naturkosmetik kommen pflanzliche Fette wie etwa Mandelöl, Sanddornkernöl oder Kokosfett zur Anwendung. Im Sekundärstoffwechsel bildet die Pflanze jene Substanzen aus, die sie einerseits vor Fraßfeinden schützt und Schädlinge fernhält, aber auch Insekten anlockt.

Die wichtigsten Wirkstoffe aus dem Sekundärstoffwechsel für die natürliche Pflege sind:

Flavonoide

Die Pflanze verdankt den Flavonoiden ihre Farbe, weshalb diese Wirkstoffgruppe in der Pflanzenwelt sehr weit verbreitet ist. Zu den sogenannten flavonoidreichen Heilpflanzen zählen Ringelblumen, Johanniskraut, Sanddorn, Stiefmütterchen, Rosskastanie und viele mehr.

Intensiv gefärbte Früchte, wie etwa Heidelbeeren, rote Weintrauben und Gemüse wie Grünkohl oder Brokkoli, sind ebenfalls besonders reich an Flavonoiden. Je nach Flavonoidgruppe haben sie zellschützende und antioxidative Eigenschaften. Sie stärken unsere Blutgefäße und schützen sie vor Ablagerungen. Weiterhin haben sie entzündungshemmende Eigenschaften und fördern die Durchspülung der Harnwege.

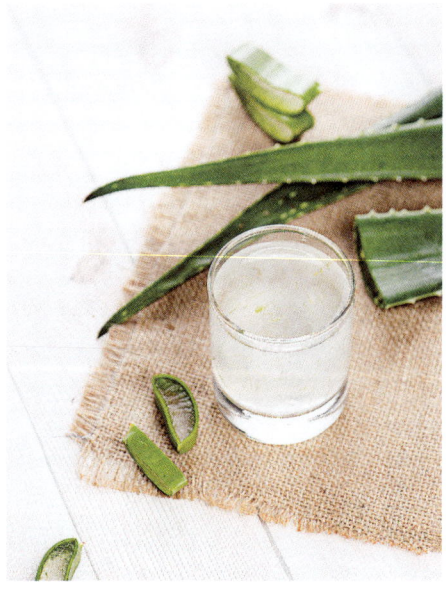

Ätherische Öle

Viele Pflanzen besitzen aromatische Duftstoffe, mit denen sie sich vor Krankheiten wie Pilzbefall oder Fraßfeinden schützen und andererseits Insekten anlocken, die ihre Fortpflanzung sichern. Die Kunst, ätherische Öle aus Pflanzen zu gewinnen, ist eng mit der Entwicklung der Phytotherapie verbunden. Da die Anwendung und mannigfaltige Nutzung ätherischer Öle sowohl in der Pflanzenheilkunde als auch in der Naturkosmetik einiges an Vorkenntnissen erfordert, ist ab Seite 52 hierzu mehr Information nachzulesen.

Schleime

Pflanzliche Schleimstoffe sind spezielle langkettige Zuckerverbindungen, die vom Körper nicht verdaut und aufgenommen oder verstoffwechselt werden. Sie können sowohl in der Blüte, wie dies beim Gänseblümchen und der Kamille der Fall ist, als auch im Blatt vorkommen, wie etwa bei der Aloe Vera und in Samen und Wurzeln. Darüber hinaus sind Schleimstoffe beispielsweise in Leinsamen und in Eibischwurzel enthalten. Schleimstoffe haben die Eigenschaft, einen Schutzfilm auf unserer Haut zu bilden und juckende oder gereizte Haut zu beruhigen. Gleiches gilt für unsere innere Schleimhaut, die den gesamten Verdauungsbereich auskleidet.

Wie die Aloe Vera besitzen viele Pflanzen wertvolle Heileigenschaften.

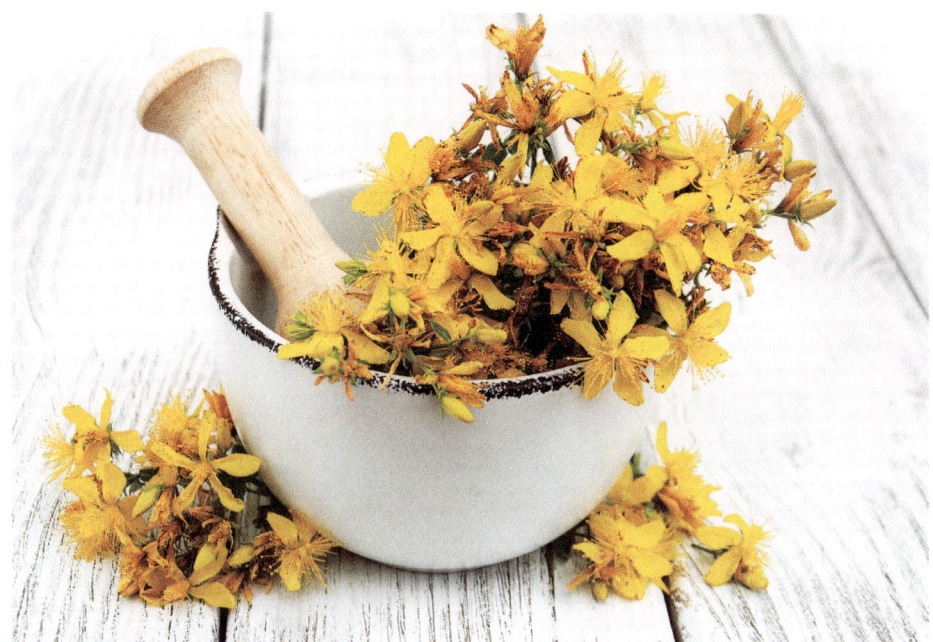

Heilpflanzen können getrocknet oder frisch geerntet verarbeitet werden.

Gerbstoffe

Ursprünglich wurden pflanzliche Gerbstoffe aus Eichenrinde oder Walnussblättern zur Herstellung von Leder genutzt. Kommen Gerbstoffe mit der Haut in Kontakt, entziehen sie den Hautzellen das Wasser und bewirken über spezielle Mechanismen eine Vernetzung, die das Eindringen und Austreten von Stoffen verhindert. Diese als adstringierend, also »zusammenziehend«, bezeichnete Eigenschaft wirkt juckreizlindernd, entzündungshemmend und fördert die Wundheilung. Sie hemmt die Bildung von Keimen wie Pilzen, Bakterien und Viren.

Saponine

Saponinhaltige Pflanzen besitzen seifenähnliche Eigenschaften, woher sich auch der Begriff »sapo« für Seife herleitet. Phytotherapeutisch werden die Pflanzen hauptsächlich bei Atemwegserkrankungen wie Husten mit festsitzendem Schleim genutzt. Darüber hinaus helfen bestimmte Saponine, Wasseransammlungen in den Beinen (Ödeme) auszuschwemmen und das Bindegewebe der Venen zu stärken, wie etwa Rosskastaniensamen und Ackerschachtelhalm. Weitere Saponine wie die des Gänseblümchens oder Stiefmütterchens wirken Hautbeschwerden entgegen, indem sie juckreizlindernde und die Haut stabilisierende Eigenschaften aufzeigen.

Ackerschachtelhalm

Equisetum arvense

Familie
Schachtelhalmgewächs (Equisetaceae)

Botanik und Sammelzeit
Ackerschachtelhalm wird in der Volksheilkunde auch Zinnkraut genannt. Er kommt in ganz Europa besonders häufig an feuchten und nährstoffreichen Orten vor. Der Ackerschachtelhalm wird etwa 10 bis 40 cm hoch und hat die Gestalt eines kleinen Baumes. Erntezeit ist ab Mai bis in den späten Sommer hinein.

Inhaltsstoffe und Wirkung
Aufgrund des hohen Anteils an Kieselsäure und Flavonoiden kräftigt er ein zu schwaches Bindegewebe und wurde zudem in der Volksheilkunde bei Wunden eingesetzt. Als Tee besitzt er eine durchspülende Eigenschaft bei zu viel Wasseransammlung im Körper (Ödeme) und bei Problemen der ableitenden Harnwege wie etwa Blasenentzündungen.

Anwendung
Ackerschachtelhalm ist besonders gut geeignet bei spröden und rissigen Nägeln sowie zur Kräftigung der Haare. Hier kommt er in Form von Salben und Cremes oder in Haarshampoos zum Einsatz.

Bäder und Umschläge mit Ackerschachtelhalm eignen sich besonders gut bei juckenden Hautbeschwerden und schlecht heilenden Wunden.

Nebenwirkungen und Gegenanzeigen
Keine bekannt bei äußerlicher Anwendung.

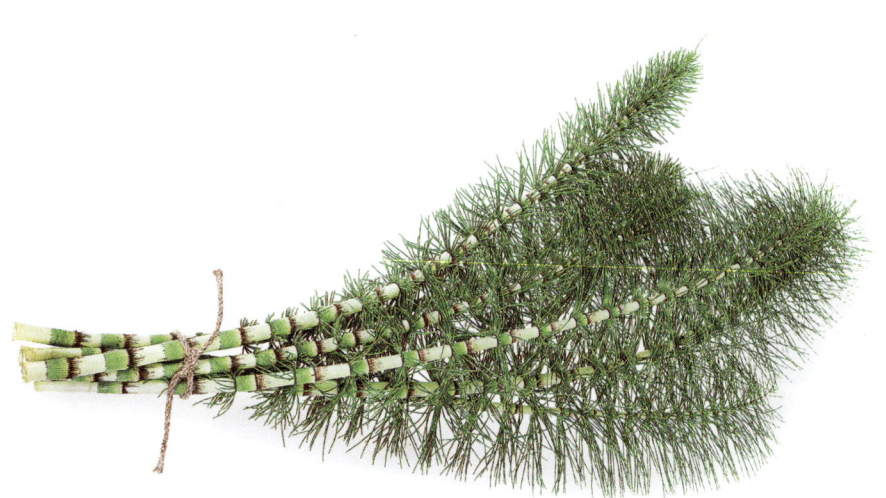

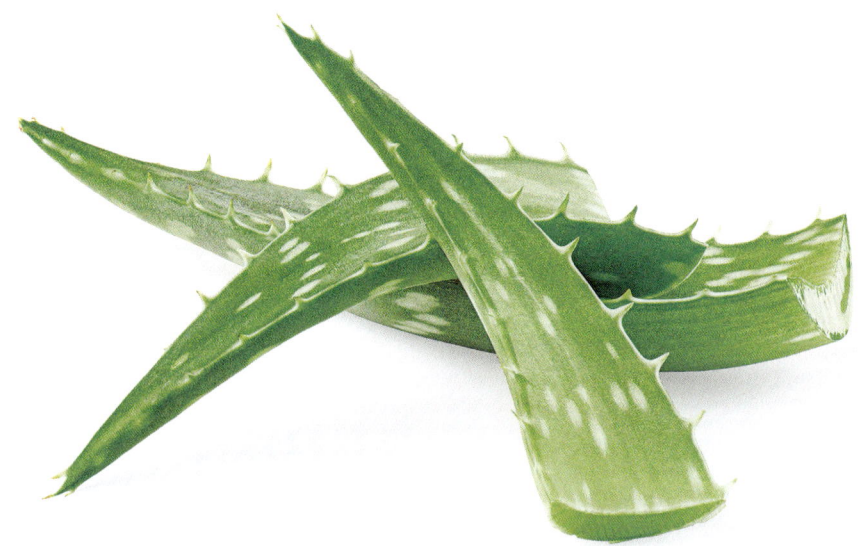

Aloe Vera
Aloe vera/Aloe barbadensis

Familie
Liliengewächse (Asphodelaceae)

Botanik und Sammelzeit
Die Heimat der Aloe liegt in Südafrika, und obschon etwa 300 Arten bekannt sind, werden zwei Varietäten feldmäßig im Mittelmeerraum angebaut. Ihre glatten und lederartigen Blätter wachsen wie eine Rosette aus dem Stamm und sind prall mit einem glasklaren Gel angefüllt, welches beim Anschneiden sofort herausfließt.

Inhaltsstoffe und Wirkung
Das Gel der Aloe besteht hauptsächlich aus einem Gemisch verschiedener Schleimstoffe (Polysaccharide) mit entzündungshemmenden und wundheilungsfördernden Eigenschaften. Direkt unter der Blattrinde befinden sich Anthrachinone (Aloin), die bei innerer Einnahme stark abführend wirken.

Anwendung
Der pure schleimige Saft der Aloe kann nach dem Anschneiden des Blatts sofort auf wunde Hautstellen wie etwa bei Verbrennungen oder bei Windeldermatitis aufgetragen werden.

Aloe-Vera-Gel ist stark entzündungshemmend, feuchtigkeitsspendend und fördert die Reparatur geschädigter Hautzellen (epithelisierend), weshalb es besonders gut für Problemhaut geeignet ist.

Nebenwirkungen und Gegenanzeigen
Für die äußerliche Anwendung des Gels sind keine Nebenwirkungen und Gegenanzeigen bekannt.

Birke

Betula pendula

Familie
Birkengewächse (Betulaceae)

Botanik und Sammelzeit
Die bis zu 25 Meter hohe Hänge-Birke ist ein Pionierbaum und deshalb recht anspruchslos, was ihre Standortwahl betrifft. Ihre weiße, glatte Rinde wird mit zunehmendem Alter borkig und dunkel. Die etwa 4 bis 7 cm großen Blätter haben die Form eines Dreiecks und werden im Mai gesammelt, wenn sie noch hellgrün und zart sind.

Inhaltsstoffe und Wirkung
Birkenblätter sind reich an entzündungshemmenden Flavonoiden. In Kombination mit Saponinen besitzen sie bei innerer Einnahme durchspülende Eigenschaften. Äußerlich stabilisieren sie den Hautstoffwechsel und kräftigen das Bindegewebe.

Anwendung
Sanfte Einreibungen eines öligen Auszugs der frischen Birkenblätter kräftigen und stärken das Bindegewebe. Hydrolate und wässrige Auszüge eignen sich für Körperlotionen, Haarshampoos und für die Gesichtsreinigung.

Nebenwirkungen und Gegenanzeigen
Bei äußerlicher Anwendung sind keine Nebenwirkungen und Gegenanzeigen bekannt.

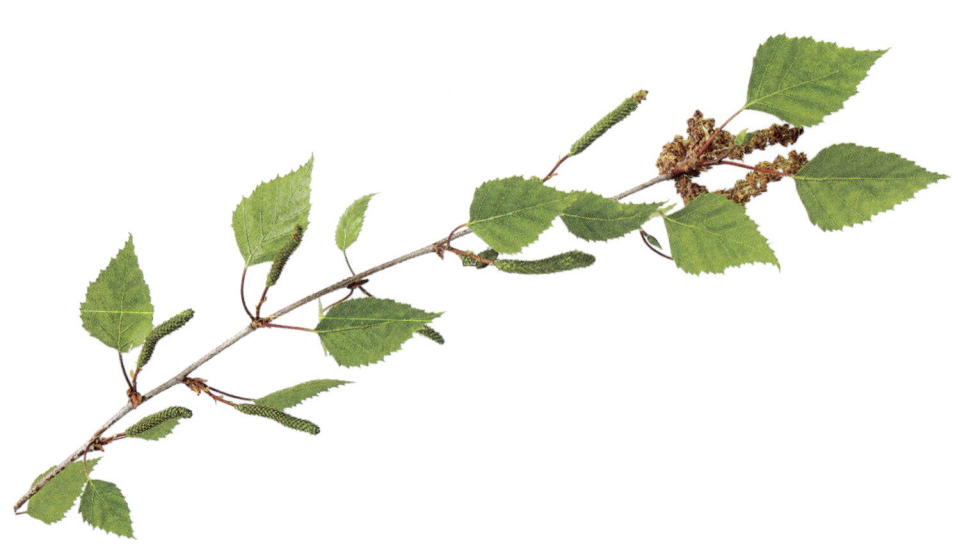

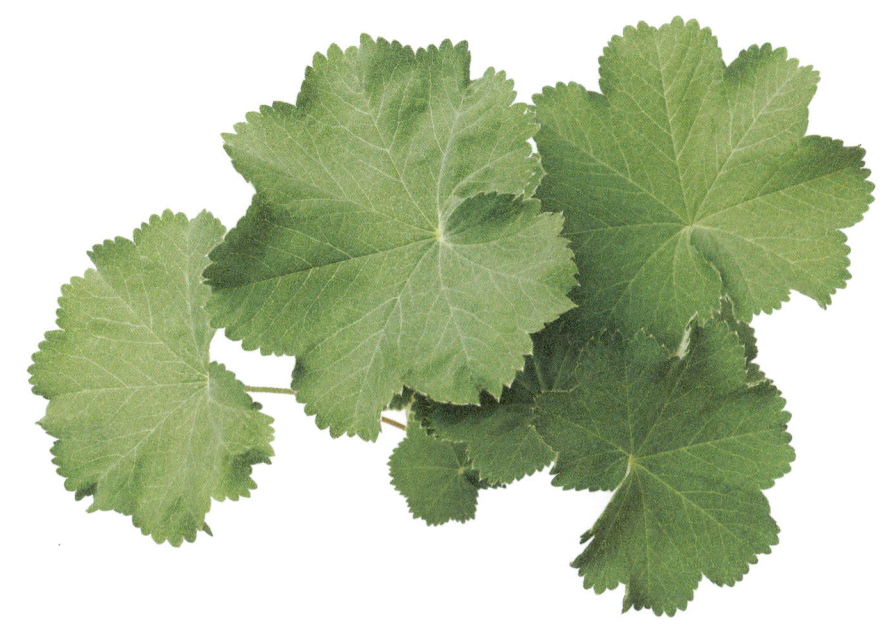

Frauenmantel

Alchemilla vulgaris

Familie
Rosengewächse (Rosaceae)

Botanik und Sammelzeit
Leicht ist der Frauenmantel an den lappigen Blättern zu erkennen, die an einen ausgebreiteten Umhang oder Mantel erinnern. Das Blattmäntelchen ist umrundet von kleinen Zacken, an denen sich an feuchten Tagen kleine Wassertropfen befinden, die schließlich wie in einem Kelch zum Blattinneren fließen. Zu finden ist der Frauenmantel in ganz Europa auf feuchten Wiesen.

Inhaltsstoffe und Wirkung
Wie alle zu den Rosengewächsen zählenden Heilpflanzen ist der Frauenmantel besonders reich an mild wirkenden Gerbstoffen mit wundheilungsfördernden und pilz- sowie entzündungshemmenden Eigenschaften. Ein Tee aus Frauenmantel wirkt leicht stopfend.

Anwendung
Ein wässriger Auszug eignet sich hervorragend als Grundlage für Gesichts- und Körperlotionen, für Sitzbäder bei Juckreiz aufgrund von Hämorrhoiden oder Pilzinfektionen im Genitalbereich sowie zur Förderung der Wundheilung nach der Geburt.

Nebenwirkungen und Gegenanzeigen
Keine bekannt.

Gänseblümchen

Bellis perennis

Familie
Korbblütler (Asteraceae)

Botanik und Sammelzeit
In fast ganz Mitteleuropa ist das liebliche Gänseblümchen auf satten Wiesen anzutreffen. Je nach Witterung können die gelben Blütenköpfchen mit ihren kleinen weißen Blütenstrahlen ab Ende April bis in den späten Sommer hinein geerntet werden.

Inhaltsstoffe und Wirkung
In den kleinen Blütenköpfchen befinden sich neben entzündungshemmenden Flavonoiden juckreizlindernde und beruhigende Gerbstoffe. Saponine lösen festsitzenden Schleim bei Husten und besitzen darüber hinaus hautregenerierende Eigenschaften.

Anwendung
Innerlich als Tee bei Husten und Fieber. Äußerlich sehr hilfreich in Form von Waschungen oder Auflagen bei chronischen Hautbeschwerden. Bei Milchschorf vorsichtig die Haut mit einem lauwarmen wässrigen Auszug aus Gänseblümchen reinigen.

Nebenwirkungen und Gegenanzeigen
Keine bekannt.

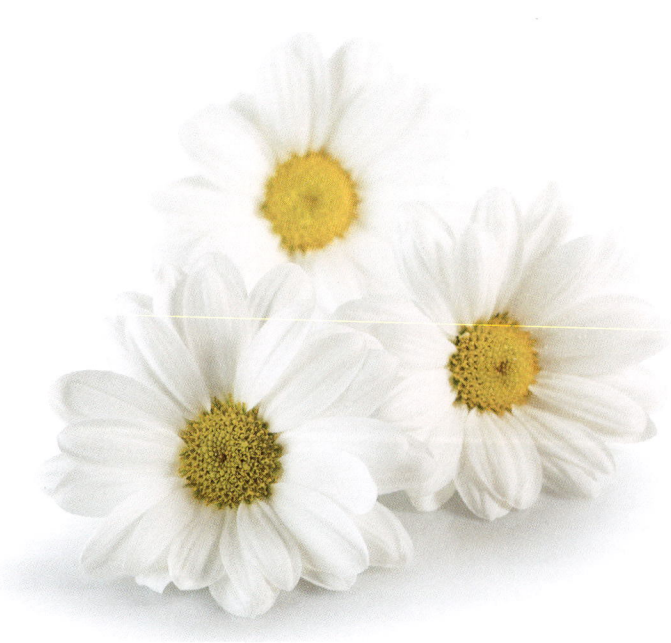

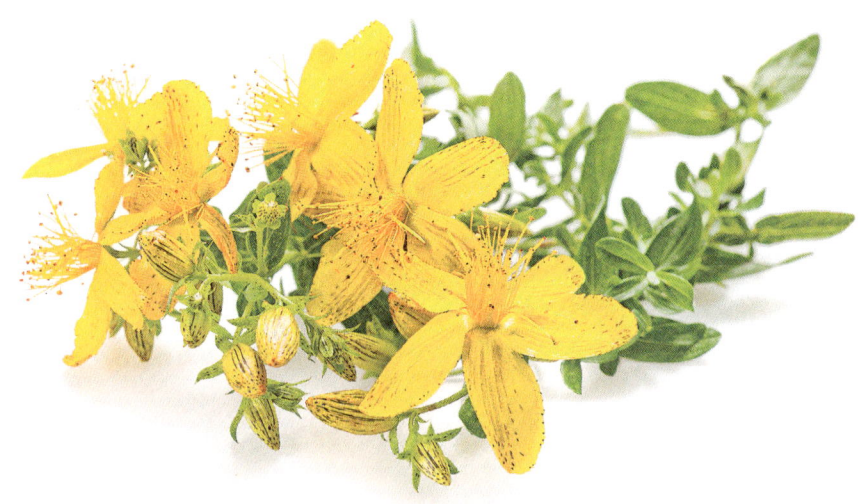

Johanniskraut
Hypericum perforatum

Familie
Johanniskrautgewächse (Hypericaceae)

Botanik und Sammelzeit
Das bis zu 50 cm hohe Johanniskraut
ist an trockenen, sonnenbeschienen
Wegrändern und Feldern anzutreffen.
Bei genauerer Betrachtung erinnern
die etwa 1 cm großen, gold-gelben
Blütenblätter an Windräder. Die kleinen
eiförmigen Blätter erscheinen wie
durchlöchert, wenn sie gegen das Licht
gehalten werden.

Inhaltsstoffe und Wirkung
Johanniskraut enthält eine Vielzahl
an Inhaltsstoffen, die ihre Wirkungen
nur in der Gesamtheit zum Ausdruck
bringen. Hauptsächlich enthält es
spezielle Flavonoide und Gerbstoffe, zu
denen auch Hypericine und Hyperforine

zählen. Innerlich als Tee eingenommen
wirkt Johanniskraut beruhigend und
angstlösend sowie stark antiviral. Äußerlich als wässriger oder öliger Auszug
besitzt es stark wundheilungsfördernde
und entzündungshemmende Eigenschaften.

Anwendung
Als Tee bei Unruhezuständen und
nervösen Verstimmungen sowie bei
grippalen Infekten. Johanniskrautöl
(Rotöl) besitzt stark wundheilende und
leicht schmerzlindernde Eigenschaften
und ist als Auflage oder Einreibungen
hilfreich bei Nervenentzündungen,
Ischiasbeschwerden und Muskelverspannungen sowie zur Nachbehandlung
von Narben und Herpesbläschen.

Nebenwirkungen und Gegenanzeigen
Während der Anwendung direkte Son-
nenbestrahlung der Haut vermeiden.

Kamille

Matricaria recutita

Familie

Korbblütler (Asteraceae)

Botanik und Sammelzeit

Die Kamille ist in ganz Deutschland und Osteuropa auf sonnigen Brachflächen und an Feldrändern anzutreffen. Typisches Merkmal der echten Kamille ist ihr »hohles«, gelbes Blütenköpfchen. Erntezeit ist in den Monaten Mai und Juni.

Inhaltsstoffe und Wirkung

Die Kamille ist reich an entzündungshemmenden Flavonoiden, Schleimstoffen und ätherischen Ölen, weshalb sie im Bereich der Mund- und Genitalschleimhaut bei juckenden und schmerzhaften Entzündungen beruhigende Eigenschaften entfaltet. Kamille hat eine antibakterielle, antivirale und pilzhemmende Wirkung.

Anwendung

Kamillentee besitzt eine allgemein entspannende Wirkung. Besonders pflegend und keimhemmend für die Genitalschleimhaut sind Spülungen aus einem wässrigen Auszug oder Teilbäder nach der Geburt.

Die Kombination aus Tee und Tinktur erscheint in der Anwendung als sinnvoll, da Wasser eher Schleime sowie Flavonoide löst. Die ätherischen Öle lassen sich besser mittels Alkohol gewinnen.

Nebenwirkungen und Gegenanzeigen

Keine bekannt.

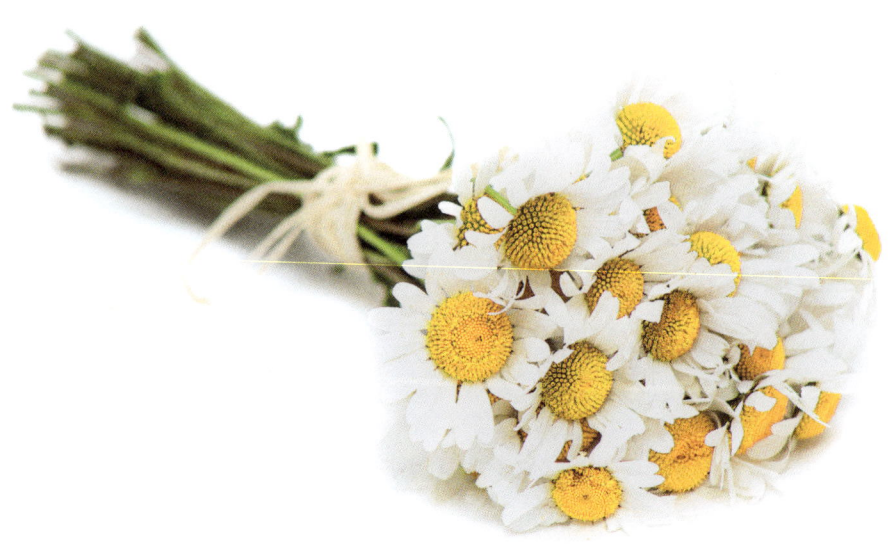

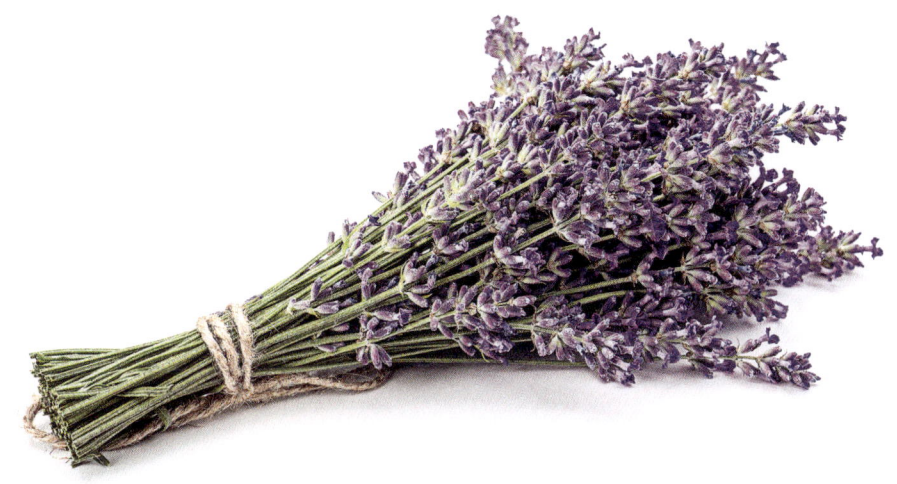

Lavendel
Lavandula angustifolia

Familie
Lippenblütler (Lamiaceae)

Botanik und Sammelzeit
Der in unseren Gärten beliebte Lavendel ist im gesamten Mittelmeerraum
heimisch und dort auf sonnenbeschie-
nenen, kalkhaltigen Böden anzutreffen.
Die am Ende eines Stängels befindlichen violetten Blüten werden ab Mitte
Juni geerntet.

Inhaltsstoffe und Wirkung
Unverkennbar weist der intensive
Duft des Lavendels auf den hohen
Gehalt an ätherischen Ölen hin, dessen
Eigenschaften sich beruhigend auf das
gesamte Nervensystem auswirken. In
Kombination mit Gerbstoffen ist er
keimhemmend, juckreizlindernd und
wundheilungsfördernd.

Anwendung
Seine beruhigenden Eigenschaften
entfaltet der Lavendel sowohl bei in-
nerlicher Einnahme in Form eines Tees
(gering dosieren!) als auch äußerlich
bei akuten und chronischen Hautbeschwerden. Ein wässriger Auszug aus
Lavendelblüten ist bei Verbrennungen,
Windeldermatitis, entzündeten und
spannenden Brüsten sowie als Sitzbad
bei unangenehm juckenden Hämorrhoiden oder nachgeburtlichen Verletzun-
gen hilfreich.

Nebenwirkungen und Gegenanzeigen
Keine bekannt.

Tipp
Gut mit Kamille kombinierbar.

Melisse
Melissa officinalis

Familie
Lippenblütler (Lamiaceae)

Botanik und Sammelzeit
Die aus Westasien stammende Melisse wird in Europa feldmäßig angebaut. Die 40 bis 70 cm hohe Staude besitzt vierkantige Stängel und mild nach Zitrone duftende Blätter, wenn diese zwischen den Fingern zerrieben werden. Geerntet wird ab Juni, bevor die kleinen, weißen Blüten erscheinen.

Inhaltsstoffe und Wirkung
Die Melisse besitzt ein leicht flüchtiges ätherisches Öl sowie Lippenblüten-Gerbstoffe mit antiviraler Wirkung und Flavonoide.

Anwendung
Als Tee haben Melissenblätter eine beruhigende Wirkung der Nerven und des Verdauungsapparates. Der Saft aus den frischen Melissenblättern, die zwischen den Fingern zerrieben werden, hemmt die Bildung von Herpesbläschen an den Lippen. Wässrige Auszüge und das Hydrolat eignen sich besonders gut für die Gesichtsreinigung und zur Herstellung von Cremes oder Gels.

Nebenwirkungen und Gegenanzeigen
Keine bekannt.

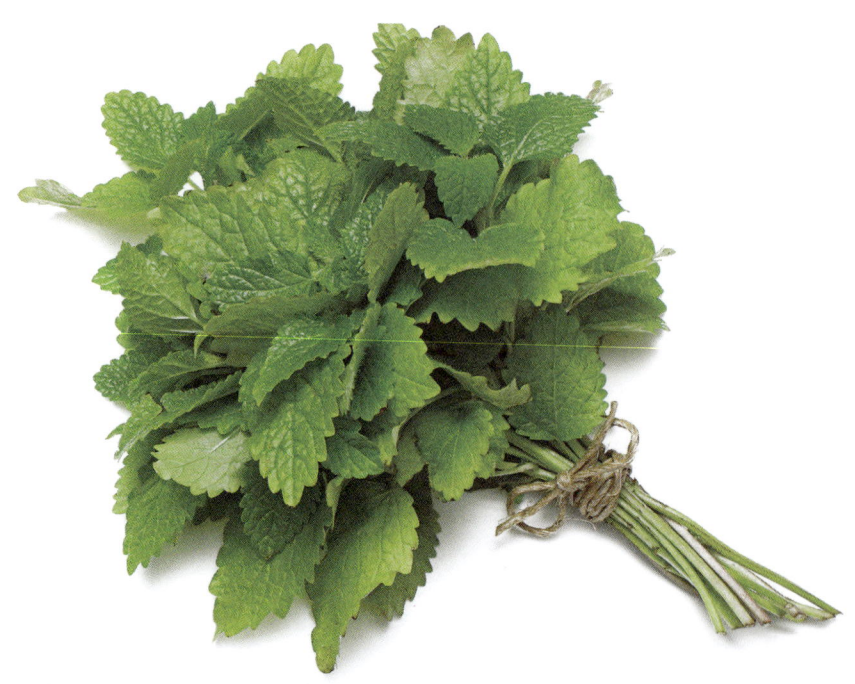

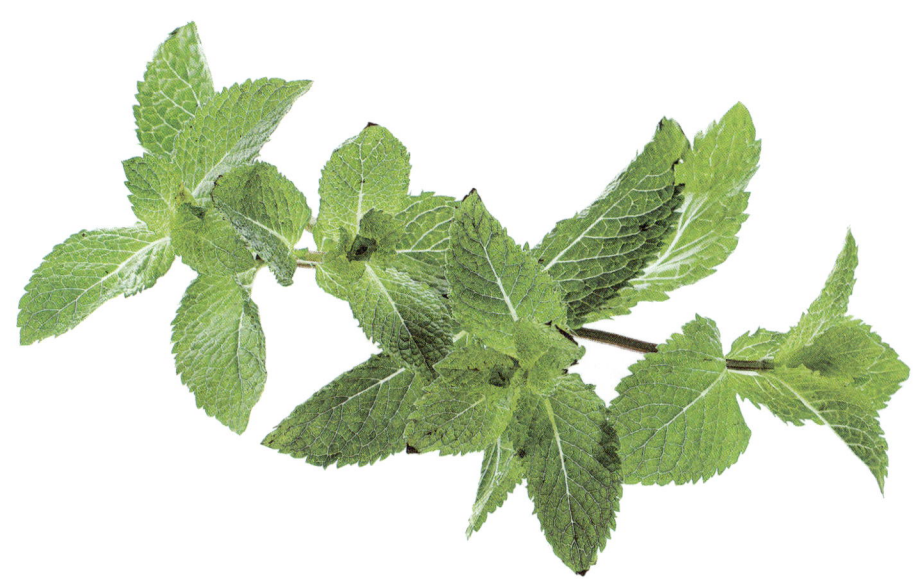

Pfefferminze
Mentha piperita

Familie
Lippenblütler (Lamiaceae)

Botanik und Sammelzeit
Die Pfefferminze ist eine Kreuzung zwischen Wasserminze und der Krausen Minze. Sie wird feldmäßig angebaut, weshalb wir sie in dieser Form in der Natur nicht antreffen. An ihrem vierkantigen Stängel sind die leicht eiförmigen Blätter kreuzweise gegenständig angeordnet. Geerntet werden die Blätter vor der Blüte ab Juni.

Inhaltsstoffe und Wirkung
Pfefferminzblätter enthalten ätherische Öle, Gerbstoffe und Flavonoide.

Als Tee besitzen sie beruhigende und verdauungsfördernde Eigenschaften. Das ätherische Öl wirkt schmerzlindernd und kühlend.

Anwendung
Ein Tee aus Pfefferminzblättern beruhigt den Magen, fördert die Verdauung und kann bei bestehender Übelkeit Linderung verschaffen. Das ätherische Öl lindert Kopfschmerzen, wenn es auf die Schläfen und den Hinterkopf aufgetragen wird. Pfefferminz-Hydrolat erfrischt schwere Beine.

Nebenwirkungen und Gegenanzeigen
Keine Anwendung des ätherischen Öls in der Nähe des Babys!

Ringelblume
Calendula officinalis

Familie
Korbblütler (Asteraceae)

Botanik und Sammelzeit
Auf dem etwa 60 cm hohen und behaarten Stängel der Ringelblume sitzt eine orangegelbe Blüte, die an sonnigen Tagen in der Zeit von Juni bis August geerntet werden kann.

Inhaltsstoffe und Wirkung
Ringelblumenblüten sind reich an entzündungshemmenden Flavonoiden und die Hautzellen regenerierenden Saponinen. Ihre Schleime legen sich schützend auf wunde Hautstellen. Die innere Einnahme regt mild den Lymphfluss an und beugt Ödemen vor.

Anwendung
Bei chronischen Hautbeschwerden und schlecht heilenden Wunden beschleunigen Auflagen oder Bäder aus einem wässrigen Auszug den Heilungsprozess der Haut.

Ölige Auszüge der Ringelblumenblüten eignen sich hervorragend für Balsame und Cremes.

Die Einnahme als Tee beugt Ödeme vor und regt mild den Lymphfluss an.

Nebenwirkungen und Gegenanzeigen
Keine bekannt.

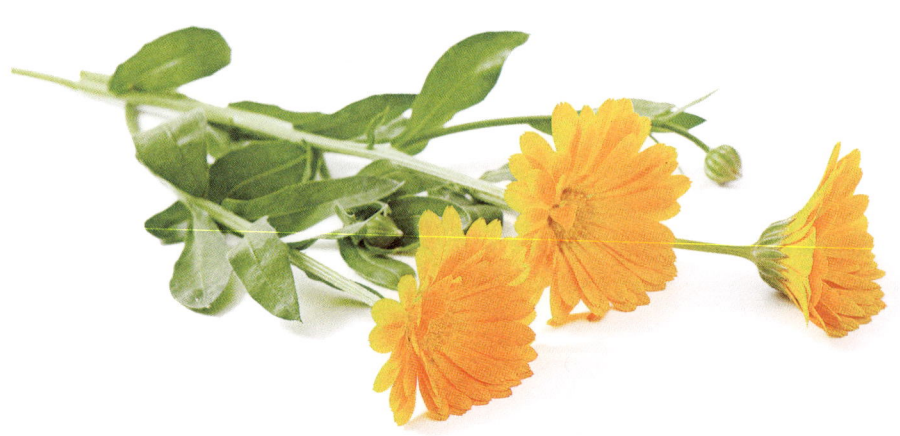

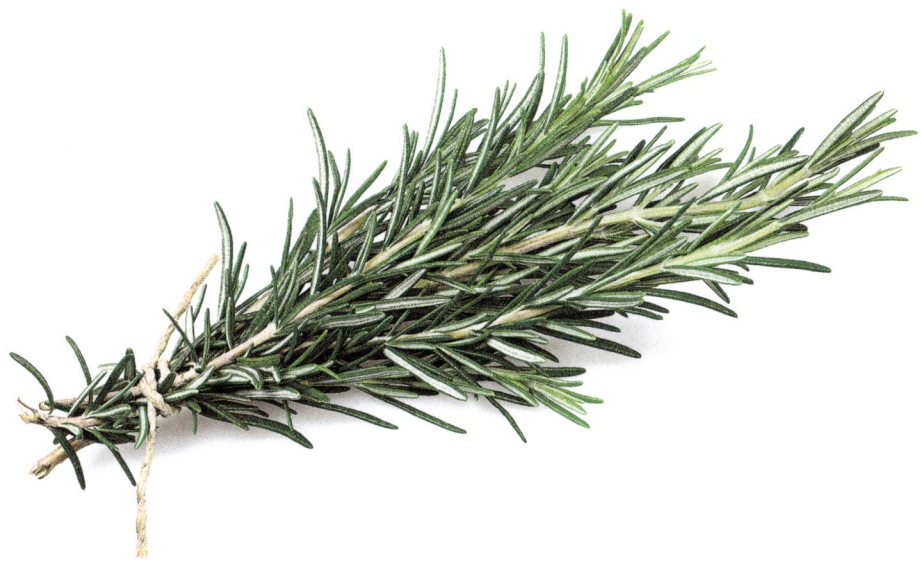

Rosmarin
Rosmarinus officinalis

Familie
Lippenblütler (Lamiaceae)

Botanik und Sammelzeit
Der Rosmarin ist ein Strauch, dessen schmale, dunkle Blätter an Tannennadeln erinnern. Seine Heimat ist das Mittelmeergebiet, wo er als beliebtes Gewürz genutzt wird. Rosmarin blüht mehrmals im Jahr, wobei die beste Erntezeit der Blätter in die Zeit von Mai bis Juni fällt.

Inhaltsstoffe und Wirkung
Hauptinhaltsstoff der Rosmarinblätter sind ätherische Öle, die eine mild anregende Wirkung auf das Kreislauf- und Nervensystem entfalten. Wie alle Lippenblütler besitzt auch Rosmarin Gerbstoffe, die eine gewisse antivirale Eigenschaft aufweisen.

Anwendung
Der frische Duft und Geschmack von Rosmarin eignet sich sehr gut für die Herstellung von Deos und Mundspülungen sowie als Beigabe zu Zahnpasta. In der Zeit nach der Geburt wirken Rosmarinbäder, die nicht länger als 20 Minuten andauern sollten, kreislaufstabilisierend und kräftigend. Milde Abreibungen mit einem Waschlappen unterstützen die Wirkung.

Nebenwirkungen und Gegenanzeigen
Auf ein Vollbad sollte in der Schwangerschaft verzichtet werden.

Rosskastanie

Aesculus hippocastanum

Familie
Seifenbaumgewächse (Sapindaceae)

Botanik und Sammelzeit
Die Rosskastanie kann bis zu 35 Meter hoch werden und stammt ursprünglich aus dem Kaukasus und dem Himalaja. Aus ihren im Frühjahr blühenden, traubenförmigen Blütenständen entwickeln sich im Herbst stachelige Fruchtkapseln, in denen sich die 3 bis 5 cm großen und braun glänzenden Samen befinden.

Inhaltsstoffe und Wirkung
Neben Stärke und etwas fettem Öl befinden sich in Rosskastaniensamen reichlich Saponine und Flavonoide, die in der Lage sind, Entzündungsprozesse in den Venen zu verringern, die Venen zu kräftigen und vor Wasseransammlungen (Ödeme) in den Beinen zu schützen.

Anwendung
Aus den Samen der Rosskastanie lässt sich sehr gut eine haltbare Tinktur herstellen, die zur weiteren Herstellung für Gele oder Cremes genutzt werden kann. Hilfreich bei Spannungsgefühlen in den Beinen sind außerdem Umschläge sowie juckreizlindernde Sitzbäder bei Hämorrhoiden.

Nebenwirkungen und Gegenanzeigen
Bei äußerlicher Anwendung keine bekannt.

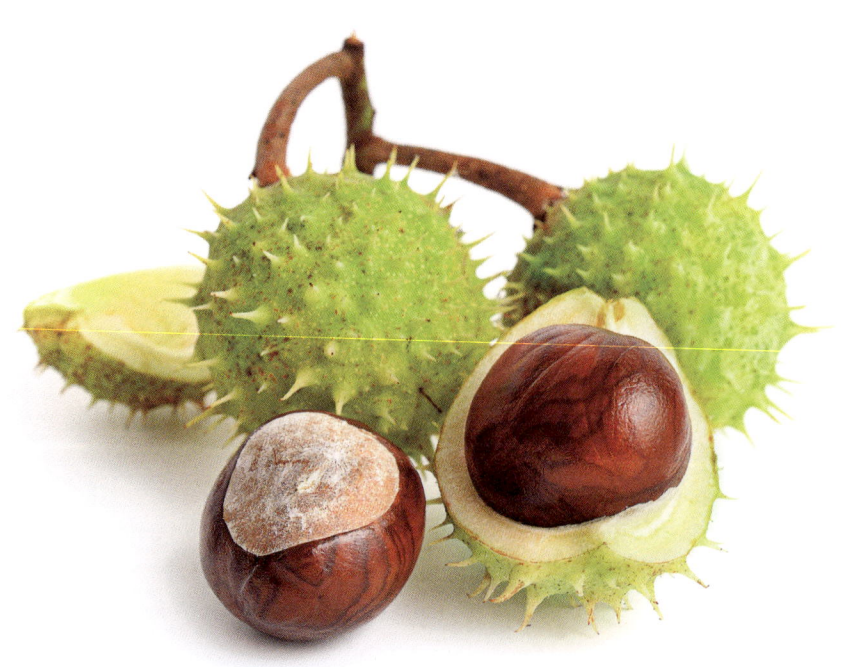

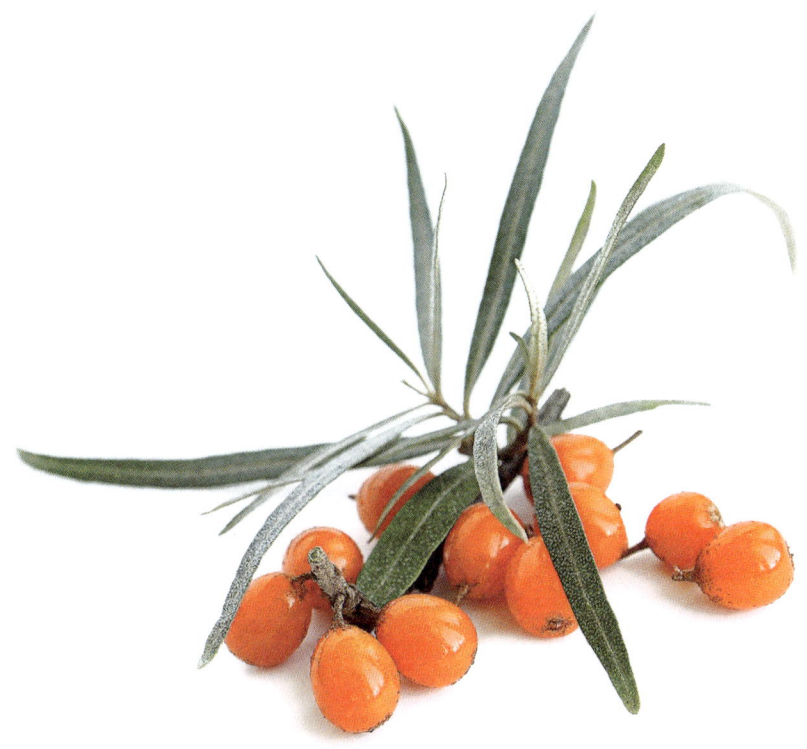

Sanddorn

Hippophae rhamnoides

Familie
Ölweidengewächse (Elaeagnaceae)

Botanik und Sammelzeit
Sanddorn ist an den Küsten der Ostsee und in Mecklenburg-Vorpommern zu finden. Dort, wo die Sonne ungehindert diesen mit reichlich Dornen versehenen, bis zu fünf Meter hohen Strauch zur Bildung orangegelber Früchte anregt, festigt er mit seinen Wurzeln den lockeren Sand der Dünenlandschaft. Die ab Ende August bis Anfang Oktober reifen Früchte werden erst nach dem ersten Frost geerntet.

Inhaltsstoffe und Wirkung
Sanddornfruchtfleisch ist reich an Vitamin C, Vitamin-B-Komplexen und Vitamin E. Die in den Sanddornbeeren befindlichen Samen enthalten ein mehrfach ungesättigtes Öl mit entzündungshemmenden, antibakteriellen und wundheilungsfördernden Eigenschaften.

Anwendung
Der aus dem Fruchtfleisch gewonnene Saft stärkt das Immunsystem und wirkt kräftigend auf den gesamten Organismus. Sanddornkernöl wird in Kombination mit anderen Ölen bei schlecht heilenden Wunden, Entzündungen der Haut und Verbrennungen eingesetzt.

Nebenwirkungen und Gegenanzeigen
Keine bekannt.

Stiefmütterchen

Viola tricolor

Familie
Veilchengewächse (Violaceae)

Botanik und Sammelzeit
Das Stiefmütterchen bevorzugt milde Klimazonen und ist in ganz Europa vornehmlich an Feldrändern und auf Äckern anzutreffen. Die etwa 2 bis 5 cm großen und violett-gelben Blütenblätter sitzen auf einem etwa 20 cm hohen und hohlen Ende eines Stängels. Von Mai bis August können die Blüten und Blätter geerntet werden.

Inhaltsstoffe und Wirkung
Stiefmütterchenkraut enthält Salicylate, die schmerzlindernd wirken, und juckreizstillende Gerbstoffe. Es besitzt entzündungshemmende und cortisonähnliche Eigenschaften. Die reichlich vorhandenen Schleime wirken reizlindernd.

Anwendung
Waschungen und Auflagen mit dem wässrigen Auszug wirken bei chronischen Hauterkrankungen, Windeldermatitis und Milchschorf juckreizlindernd. Sitzbäder fördern den Heilungsprozess bei Geburtstraumen im Genitalbereich.

Nebenwirkungen und Gegenanzeigen
Keine bekannt.

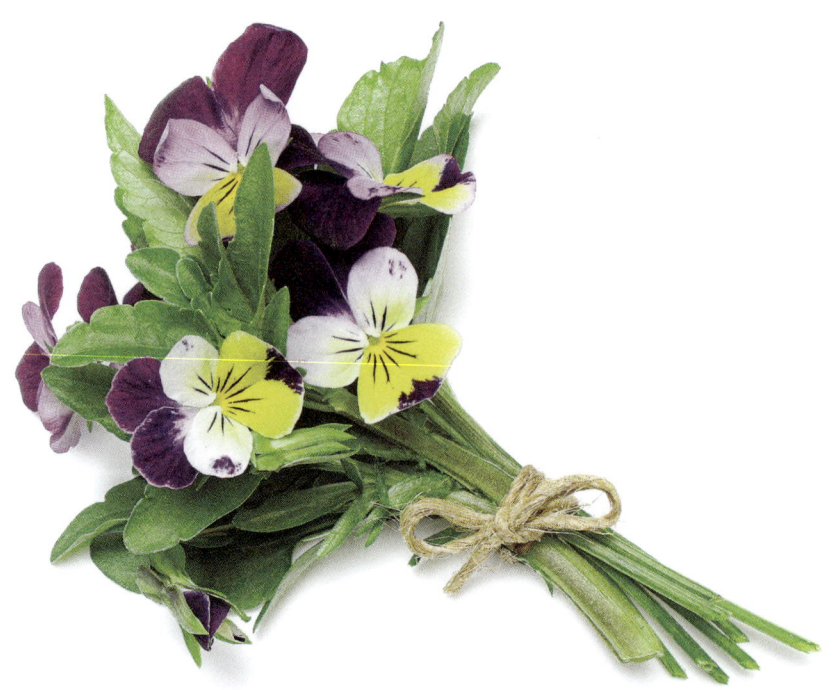

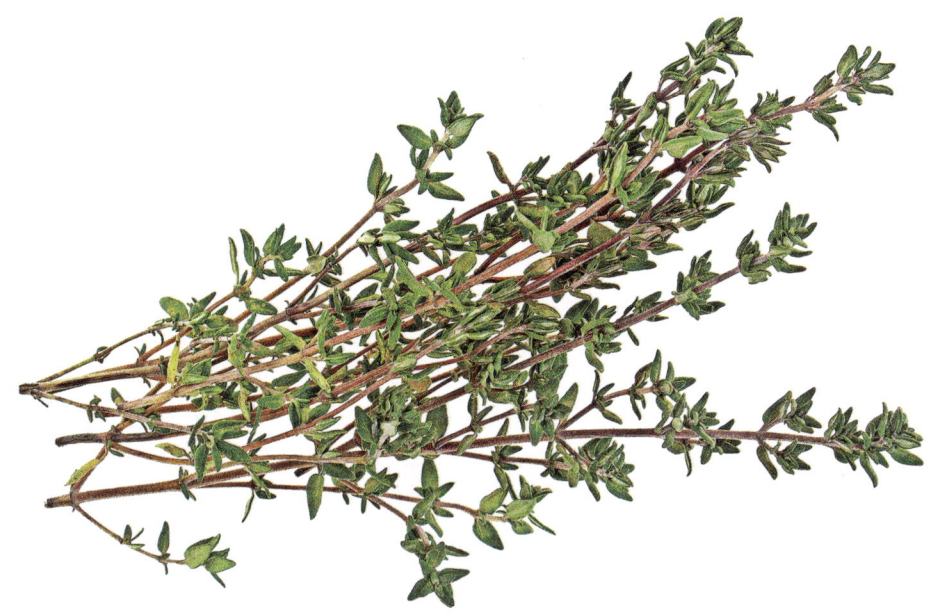

Thymian
Thymus vulgaris

Familie
Lippenblütler (Lamiaceae)

Botanik und Sammelzeit
Die Heimat des kleinen, zähen Thymians reicht von Afrika bis Asien. Im Mittelmeerraum ist er auf kargen, sonnenbeschienen Böden zu finden. Wie alle Lippenblütler besitzt er einen vierkantigen Stängel, an dem seine kleinen, dunkelgrünen Blätter sitzen. Die Ernte des blühenden Krauts empfiehlt sich in den Monaten Juni und Juli.

Inhaltsstoffe und Wirkung
Thymian zählt aufgrund seines ätherischen Öls zu den wichtigsten Heilpflanzen bei Erkrankungen der Atemwege. Es wirkt stark keimhemmend und entspannt die Bronchien. Ebenso hilfreich ist er bei krampfartigen Verdauungsbeschwerden und Entzündungen der Mund- und Genitalschleimhaut.

Anwendung
Als Gewürz ist Thymian ein wertvoller Begleiter in der Küche und sorgt für eine bessere Verträglichkeit bei schweren Mahlzeiten. Das ätherische Öl findet Anwendung als Zusatz für Mundwässer und Beschwerden im Genitalbereich. Weiterhin wirkt ein Bad aus dem wässrigen Auszug kräftigend und immunstärkend.

Nebenwirkungen und Gegenanzeigen
Keine bekannt.

Tipp
Bei Mundsoor 1 Tropfen Thymian CT linalool mit 10 ml Mandelöl vermischen und den Schnuller damit benetzen.

Weihrauch
Boswellia serrata

Familie
Balsambaumgewächse (Burseraceae)

Botanik und Sammelzeit
Der strauchartige Baum kann bis zu zehn Meter hoch werden und kommt in Indien, Ostafrika und Arabien vor. Zwischen März und Mai werden die Stämme angeritzt und das heraustretende Weihrauchharz geerntet.

Inhaltsstoffe und Wirkung
Hauptinhaltsstoff des Harzes ist die stark entzündungshemmende Boswelliasäure. In Form von Kapseln eingenommen, lindert sie chronische Entzündungsprozesse im Bewegungsapparat (Arthrose) sowie chronische Darmerkrankungen (Morbus Crohn, Collitis ulcerosa).

Anwendung
Äußerlich zur Herstellung für Balsame und Cremes bei schlecht heilenden Hauterkrankungen und Entzündungen wie etwa wunden Brustwarzen und Analfissuren sowie bei der Nachsorge zur Narbenpflege.

Nebenwirkungen und Gegenanzeigen
Keine bekannt.

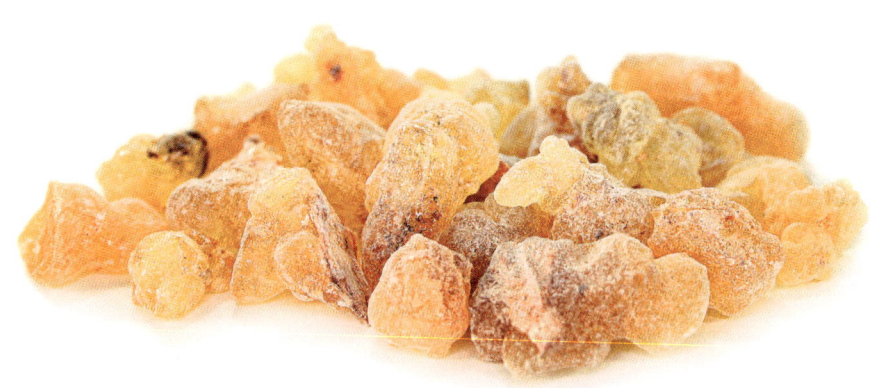

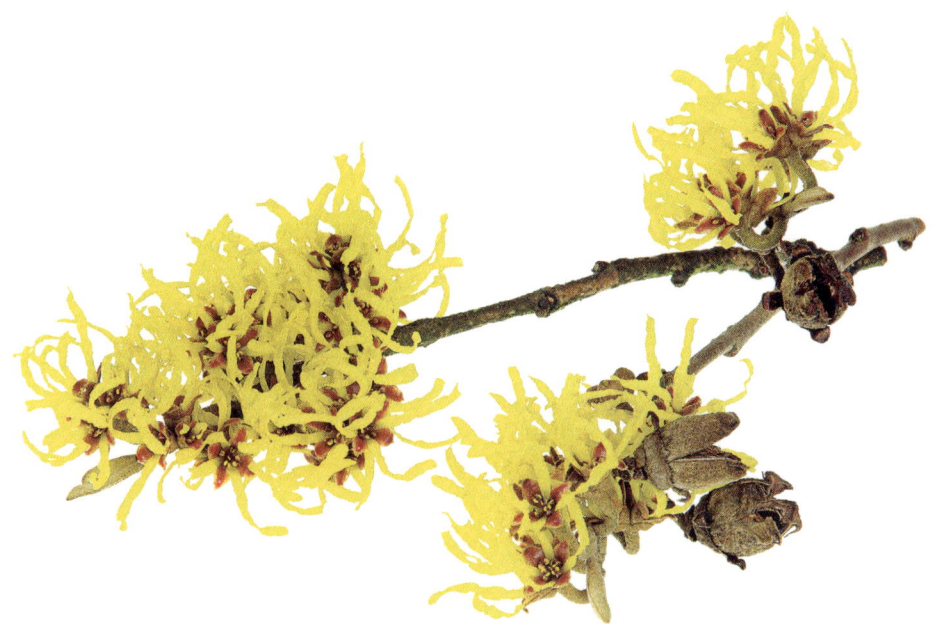

Zaubernuss
Hamamelidaceae virginiana

Familie
Zaubernussgewächse (Hamamelidacae)

Botanik und Sammelzeit
Der bis zu zehn Meter hoch werden-
de baumartige Strauch stammt aus
Nordamerika. Ihren Namen trägt die
Zaubernuss, da sie ihre etwa 2 bis 5 cm
gelben, fadenartigen Blüten im Winter
austreibt und zeitgleich die Früchte des
Vorjahres trägt.

Inhaltsstoffe und Wirkung
Aufgrund des hohen Gerbstoffgehalts
sowohl in den Blättern als auch in der
Rinde besitzt die Zaubernuss cortisonähnliche, antientzündliche Eigenschaften. Weiterhin stärkt sie, in Kombination mit ihren Flavonoiden, das venöse
Blutsystem und beugt Wassereinlage-
rungen in den Beinen (Ödemen) vor.

Anwendung
Ein wässriger Auszug eignet sich zur
Herstellung eines Venengels und für
Auflagen, Waschungen oder Teilbäder
bei juckenden Hauterkrankungen (Neurodermitis), Entzündungen im Genitalbereich, Hämorrhoiden und Windeldermatitis. Das Hamamelis-Hydrolat eignet
sich sehr gut für die Gesichtsreinigung
bei fettiger Haut.

Nebenwirkungen und Gegenanzeigen
Keine bekannt.

Aromakunde

Bereits vor 5000 Jahren nutzte man im ägyptischen Raum ätherische Öle wie Weihrauch, Thymian, Rosmarin und weitere kräftig duftende Heilpflanzen, die mit Fetten vermischt zu kleinen Kugeln geformt wurden und am Körper als Deodorant getragen wurden. In der Zeit um die Renaissance, als in Europa schwere Pestepidemien herrschten, schützten sich heilpflanzenkundige Menschen mit in Essig getränkten Atemmasken und darin ausgezogenen Wirkstoffen von Lavendel, Thymian und Rosmarin.

Der französische Wissenschaftler René-Maurice Gattefossé (1881–1950) entdeckte bereits früh die wertvollen Eigenschaften ätherischer Öle und ihre keimhemmende und desinfizierende Wirkung. Hieraus entwickelte sich in den späteren Jahren bis zum jetzigen Zeitpunkt die Anwendung und die Forschung zur Wirksamkeit der heilenden Düfte immer weiter, sodass schließlich die heutige Aromakunde entstanden ist. Heutzutage können wir ätherische Öle auf vielfache Art nutzen. Im seelischen Bereich für entspannende und sinnliche Momente sowie im medizinischen Bereich bei vielerlei Beschwerden wie etwa der Atemwege oder vielfältiger Schmerzen und Entzündungen. Und natürlich für die Körperpflege und zur Herstellung der eigenen Kosmetik.

Ein angenehmer und wohltuender Duft hebt unsere Stimmung binnen weniger Sekunden auf positive Weise. Denn unsere Emotionen werden an einem Ort registriert und bewertet, der inmitten des Gehirns sitzt und als limbisches System bezeichnet wird. Das limbische System ist direkt mit dem Riechnerv verbunden. Als Sinnesorgan soll uns das Riechen vor Gefahren schützen, was der Grund für

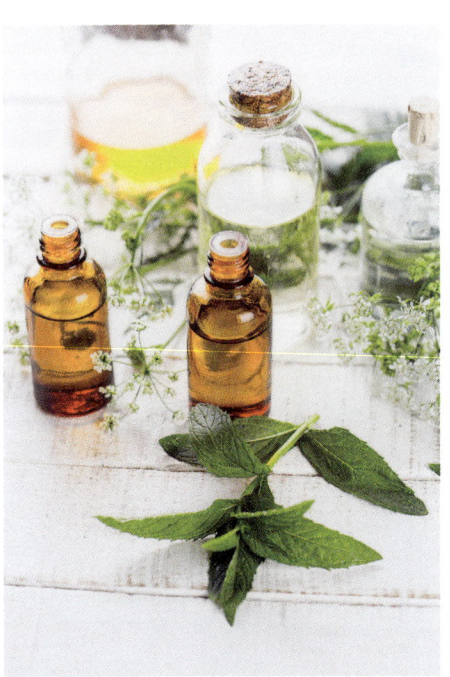

Die Kunst, aus Pflanzen ätherische Öle zu gewinnen, ist viele Tausend Jahre alt.

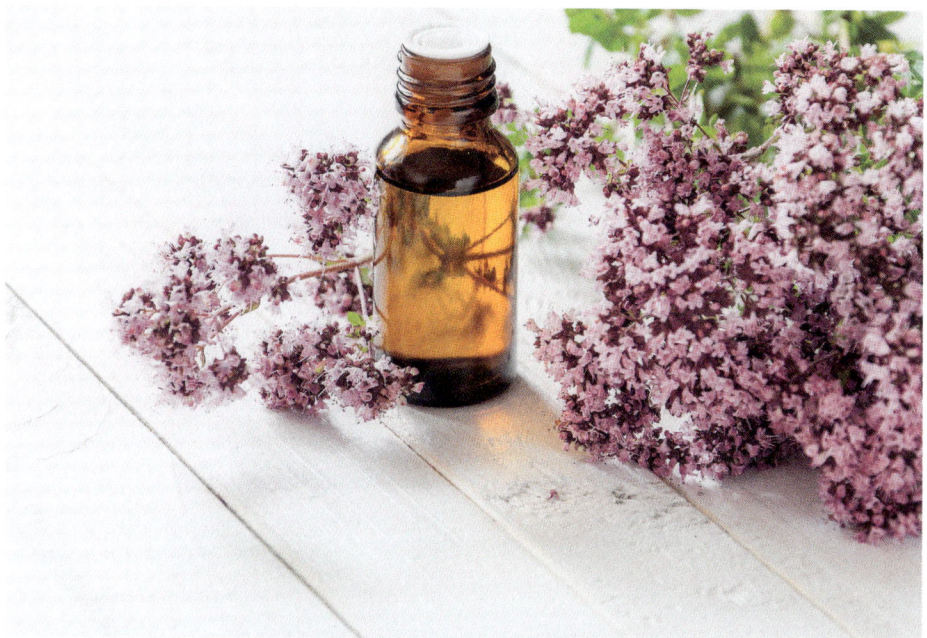

Die Aromakunde verwendet ausschließlich natürliche Öle vorzugsweise in Bioqualität.

die schnelle Geruchswahrnehmung im Gehirn (zentrales Nervensystem) ist und uns zum Handeln auffordert.

Die Mutter riechen

Der Riechsinn ist einer der ersten Sinne, der im Mensch angelegt ist. Selbst Spermien finden das weibliche Ei in der Gebärmutter durch einen Riechrezeptor am Spermienkopf. Wie Studien herausgefunden haben, erkennt ein neugeborenes Baby die Duft- und Geschmacksvorlieben der Mutter, da es bereits während der Schwangerschaft diese Duftmoleküle wahrgenommen hat.

Wir können nicht nichts riechen, es sei denn, der Riechnerv ist durch eine Verletzung oder Erkrankung beschädigt. Die Luft um uns herum transportiert ununterbrochen Düfte an unsere Nase, auch wenn wir diese nicht immer bewusst wahrnehmen.

Doch der Körper nimmt nicht ausschließlich Duftmoleküle über die Nase auf. Es klingt ein wenig merkwürdig, aber auch die Haut und andere Organe im Körper besitzen Duftrezeptoren, die Duftstoffe wie in einem Schlüssel-Schloss-Prinzip aufnehmen und verwerten können.

An erster Stelle steht natürlich die Wahrnehmung über unser Riechorgan, die Nase. Die feinen Duftmoleküle werden jedoch über die gesamten

Atemwege aufgenommen und über die Bronchien und die eingeatmete Luft weiter zu den Lungen transportiert. Hier gelangen sie über kleinste Blutgefäße in den gesamten Organismus. Spezielle ätherische Öle besitzen eine entspannende Wirkung auf die Bronchialmuskulatur und können quälenden Hustenreiz lindern. Gleichzeitig hemmen sie die Vermehrung von Bakterien und Viren. Andere Düfte wiederum haben einen starken Bezug zu unseren seelischen Empfindungen. In unruhigen oder ängstlichen Phasen verschaffen sie Ruhe und schenken Vertrauen. Da viele ätherische Öle gleichzeitig hautpflegende und nervenstärkende Eigenschaften besitzen, sorgen vor allem Einreibungen und Teil- oder Vollbäder für rasche Hilfe.

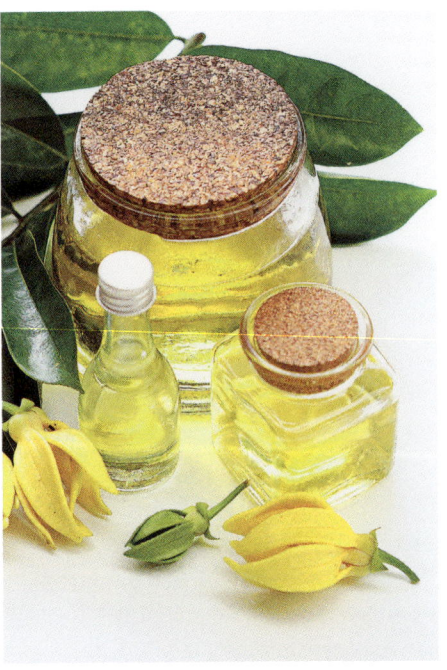

Besonderheiten ätherischer Öle

Die Welt der Pflanzendüfte verzaubert uns Menschen bereits seit Tausenden von Jahren. Auf verschiedene Weise werden sie aus Blüten, Blättern, Wurzeln, Samen, Schalen, Zweigen und Baumstämmen gewonnen. Jede Pflanze und das ihr eigene ätherische Öl verhält sich aufgrund der verschiedenen Inhaltsstoffe anders. Einige Duftstoffe verfliegen bereits bei der Ernte so schnell, dass sie noch auf dem Feld destilliert werden. Andere wiederum müssen vor der weiteren Verarbeitung zunächst etwas antrocknen. Die vielen und oft weit über Hundert verschiedenen Duftmoleküle eines einzelnen ätherischen Öls verändern sich mit der Zeit. Sie reifen sozusagen nach wie ein Wein. Je öfter ein kleines Fläschchen mit ätherischen Ölen geöffnet wird, umso häufiger kommt es mit Sauerstoff in Verbindung. Dies führt bei vielen Zitrusdüften zu einer recht kurzen Haltbarkeit von weniger als einem Jahr. Ätherische Öle, die aus Hölzern oder Blüten gewonnen werden, haben hingegen eine Haltbarkeit von mehreren Jahren und reifen sogar nach, was ihren Duft noch balsamischer werden lässt.

Achten Sie deshalb beim Kauf eines ätherischen Öls auf folgende Hinweise, die auf dem Etikett vermerkt sein sollten:

Besonders einfach lassen sich ätherische Öle in fetten Basisölen weiterverarbeiten.

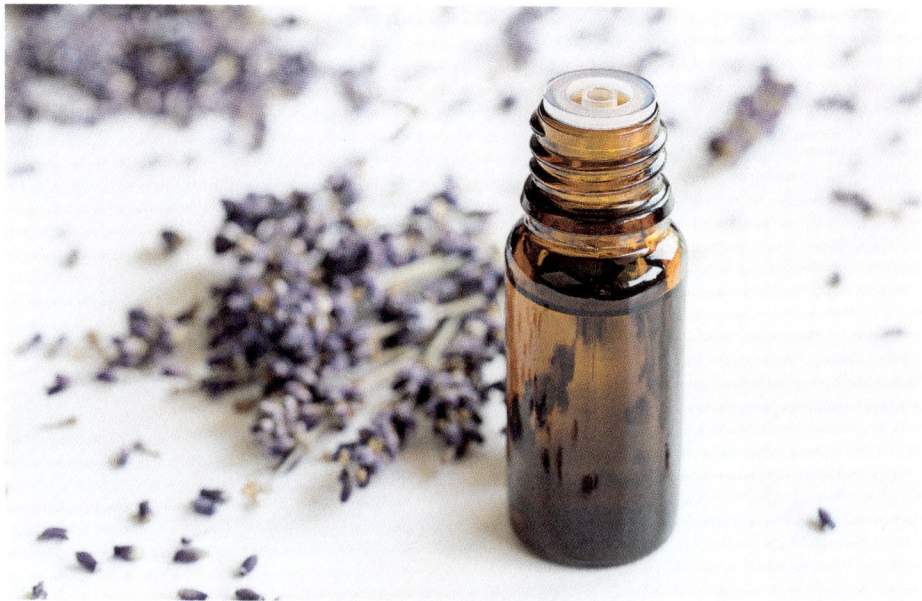

Ätherisches Lavendelöl ist ein Alleskönner und wertvoller Begleiter im Erste-Hilfe-Set.

Deutscher und lateinischer Name des Öls, 100 % natürliches ätherisches Öl (der Begriff »naturidentisch« deutet auf kein echtes natürliches Öl hin), das Herkunftsland, die Menge in Millilitern oder Gramm. Auch der Pflanzenteil, aus dem das Öl gewonnen wurde, muss unbedingt auf dem Etikett vermerkt sein.

Wichtige Unter- scheidungsmerkmale

Es macht einen großen Unterschied, ob es sich um Wacholderbeeren oder die Zweige des Wacholders handelt. Eine Besonderheit stellen die sogenannten Chemotypen dar. So kann es sich beispielsweise um den Thymian handeln, der auf Meereshöhe geern-

tet wird, der dann als Thymian CT thymol bezeichnet wird, oder einen Thymian, der in den Bergen auf etwa 1000 Metern Höhe wächst, der dann die Bezeichnung CT linalool besitzt. Obwohl es sich um ein und dieselbe Pflanze handelt, bildet sie doch jeweils ein ätherisches Öl, das sich in seiner Zusammensetzung unterscheidet. Bitte achten Sie deshalb genau darauf, um welches Öl es sich in den Rezepturen dieses Buchs handelt.

Für Mutter und Baby

Die meisten der hier vorgestellten ätherischen Öle werden mittels Wasserdampfdestillation gewonnen und sind sowohl für die werdende Mutter als auch für das Baby sehr gut verträglich.

Palmarosa (Cymbopogon martinii) ist ein Gras, das zur Blütezeit destilliert wird. Es ist ein ausgesprochen hautfreundliches Öl und deshalb sehr gut für die Babypflege geeignet, da es die Haut stärkt und gleichzeitig beruhigt. Es ist gegen eine Vielzahl von Keimen (Pilze u.a.) wirksam und entzündungshemmend.

Der spezielle Chemotyp des Thymians linalool (Thymus vulgaris CT linalool) gilt als Baby- und Kinderöl. Er kräftigt und stärkt das Immunsystem und hemmt die Bildung von Bakterien, Viren und Pilzen. Seine entspannende und krampflösende Eigenschaft äußert sich in einer beruhigenden Wirkung auf die Verdauung. Er ist sowohl für die Kosmetik geeignet als auch für die Wundpflege bei Windeldermatitis und Entzündungen im Genitalbereich.

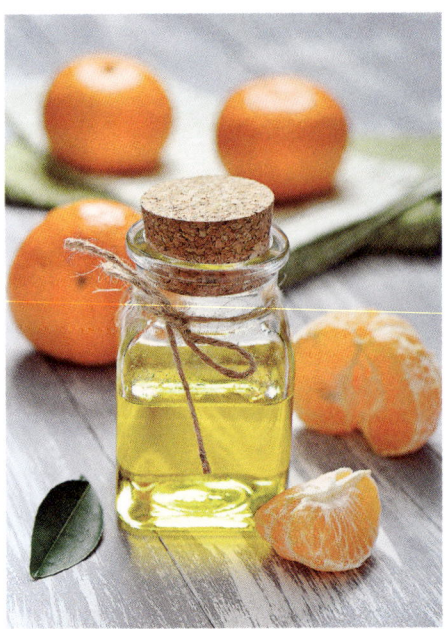

Mit ihrem angenehm frischen und leicht nach Rose riechenden Duft ist die Rosengeranie (Pelargonium graveolens) als Basis für Mischungen beliebt. Sie wirkt stark desinfizierend, leicht schmerzlindernd und wundheilend. Sie regt das Venensystem und den Lymphfluss an, weshalb sie bei Hämorrhoiden und Störungen des Lymphflusses hilfreich ist. Außerdem soll sie die Rückbildung der Gebärmutter nach der Geburt fördern.

Für den Notfall

Der hier vorgestellte schmalblättrige Lavendel (Lavandula angustifolia) ist unbestritten ein Star unter den ätherischen Ölen. Er ist universell einsetzbar und sollte im Haus oder unterwegs für einen kleinen Notfall immer rasch zur Hand sein. Lavendel gehört zu den wenigen Ölen, das pur und ohne Verdünnung auf Wunden oder Verbrennungen aufgetragen werden kann. Er kann in allen Pflegeprodukten sowohl für Erwachsene als auch für Babys eingesetzt werden und ist ein wertvolles Öl für das Starterset. Er ist ausgesprochen hautfreundlich, wundheilungsfördernd, narbenpflegend und besitzt nervenberuhigende Eigenschaften.

Ylang-Ylang (Cananga odorata) ist als »extra« oder »komplett« erhält-

Blüten, Blätter, Samen, Schalen und Wurzeln liefern ätherische Öle.

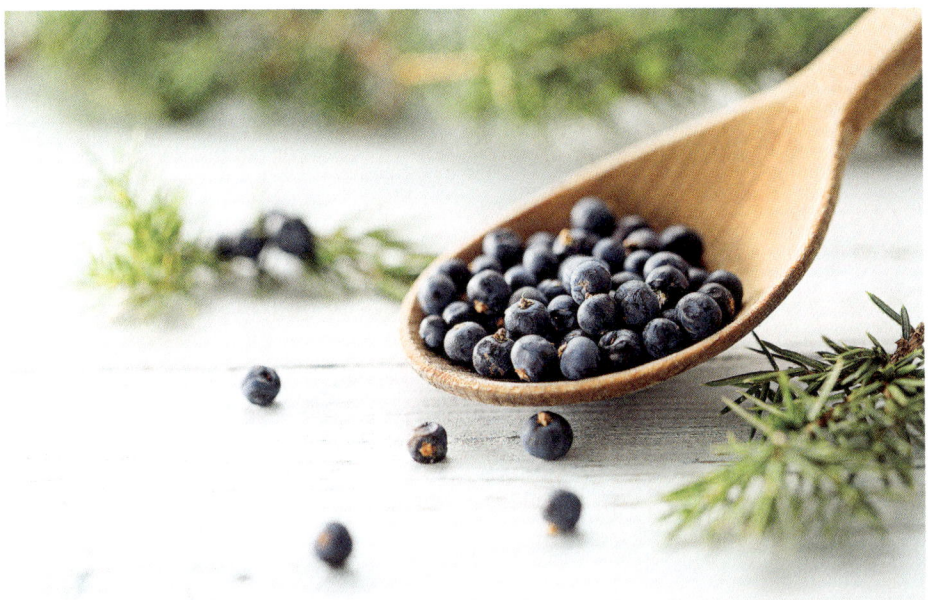

Wichtig ist die exakte Bezeichnung wie etwa der Pflanzenteil, aus dem das ätherische Öl gewonnen wurde.

lich, wobei beide Öle über ähnliche Eigenschaften verfügen. Der sinnliche, entspannende und beruhigende Duft von Ylang-Ylang eignet sich für Bäder, Shampoos oder Lotionen. Das Öl verfügt über leicht antiallergische und juckreizlindernde Eigenschaften.

Das ätherische Öl der Mandarine (Citrus reticulata) wird durch das Auspressen der Schale gewonnen und gehört zu den wohl am häufigsten genutzten Ölen, da es sowohl bei Kindern als auch bei Erwachsenen beliebt ist. Sein stimmungsaufhellender Duft wirkt angstlösend und beruhigend und kann hervorragend mit anderen Ölen für Bäder, Lippenstifte oder Lotionen kombiniert werden.

Das zart blumig duftende Linaloeholz (Bursera delpechiana) ist ein ausgeprägt gut verträgliches Öl für Babys und Kleinkinder. Linaloeholz hemmt das Wachstum von Bakterien, Viren und Pilzen und besitzt ausgeprägt hautpflegende Eigenschaften. Es fördert die Wundheilung und kräftigt den Aufbau der Haut, weshalb es sich gut für die Hautpflege von Babys eignet.

Keimhemmendes Rosenholz

Auch wenn das Rosenholz (Aniba parviflora) mild nach Rose duftet, hat es nichts mit dieser Pflanzenfamilie gemeinsam. Jedoch ist es eine wunderbare Alternative zu dem recht kostspieligen echten

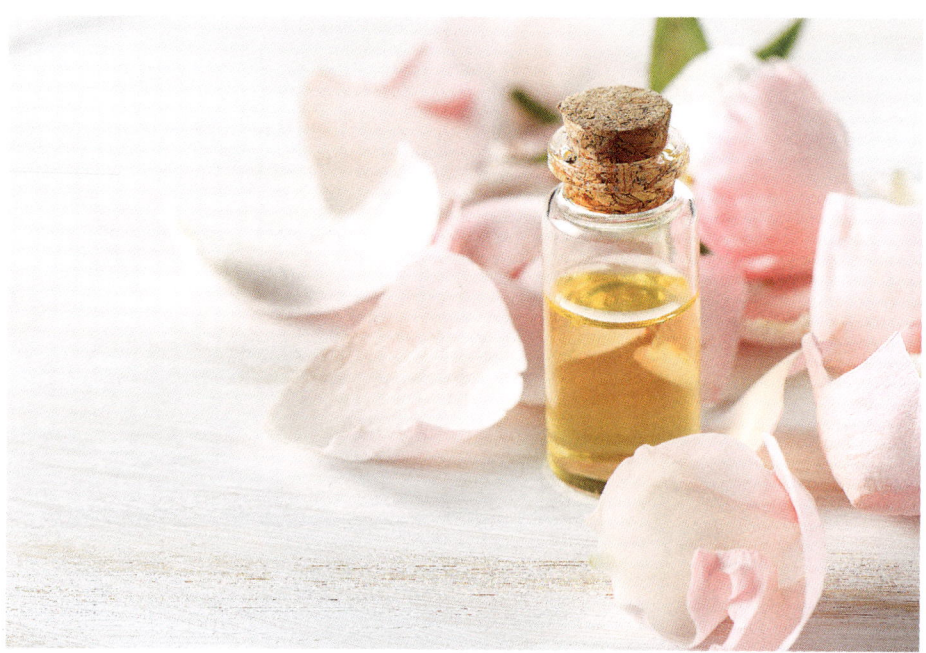

Düfte benötigen etwas Zeit, um sich in einer Creme oder einem Öl voll zu entfalten.

Rosenöl. Sowohl für die Schwangerschaft als auch für die zarte Babyhaut ist es gleichermaßen gut verträglich. Seine keimhemmenden Eigenschaften verhindern die Vermehrung von Bakterien, Viren und Pilzen und machen es daher empfehlenswert bei Infektionen und Fieber. Rosenholz beruhigt gereizte Nerven sowie nervöses Hautjucken und wird gerne in der Geburtsvorbereitung als stärkendes Öl eingesetzt. Babys schützt es vor Windeldermatitis und anderen Entzündungen der Haut.

Haut und Allergie

Aus dem stattlichen Baum der Zeder (Cedrus atlantica Manet) wird das stärkende ätherische Zedernholzöl gewonnen. Da es in der Lage ist, die Histaminausschüttung zu bremsen, besitzt es eine ausgeprägt antiallergische und juckreizlindernde Wirkung. In der Schwangerschaft beugt Zedernholzöl Schwangerschaftsstreifen vor. Durch seine mild schmerzlindernde Wirkung ist es gut für die Geburtsvorbereitung geeignet.

Der große Schatz der Immortelle (Helichrysum italicum) ist ihre stark wundheilungsfördernde und hautzellenregenerierende Wirkung. Ähnlich wie Lavendel ist die Immortelle sehr gut verträglich und gehört zu jenen Ölen, die im Notfall, wie etwa bei blutenden Schürfwunden oder Hämatomen (blauen Flecken), pur aufgetragen werden kann.

Geburtsvorbereitung

Das ätherische Öl des Muskatellersalbeis (Salvia sclarea) zählt zu den sehr stark entspannenden Ölen in der Aromakunde. In der Schwangerschaft wirkt es ausgleichend und mild angstlösend. Es besitzt krampflösende Eigenschaften und ist daher schmerzlindernd bei Krampfadern (Varizen) und Hämorrhoiden. Geburtsvorbereitend ist es ein hervorragendes Öl für die Dammmassage, da es das Gewebe dehnungsfähig und weicher werden lässt.

Studien haben gezeigt, dass Wacholderbeeren (Juniperus communis) entgegen älterer Aussagen keinerlei nieren- oder blasenreizende Eigenschaften besitzen. Ganz im Gegenteil entspannen sie eher die Muskulatur der Blase und kommen deshalb als feines ätherisches Öl bei Blasenentzündungen nach der Schwangerschaft zum Einsatz. Sollten während der Schwangerschaft die Beine schwer werden und die Venen hervortreten

(Varizen – Krampfadern) oder Hämorrhoiden schmerzen, hat dieses Öl sich als sehr hilfreich erwiesen.

Karottensamen (Daucus carota) besitzen einen sehr milden und unaufdringlichen Duft. Zudem wirken sie stark regenerierend auf Hautzellen. Speziell die trockene und zu Entzündungen neigende Haut profitiert von ihrem Öl. Die äußerst gute Verträglichkeit macht es zu einem wertvollen Begleiter in der Hautpflege von Babys und ist weiterhin für die Narbenpflege nach der Geburt und darüber hinaus hilfreich.

Wundheilung

Der wohltuende Duft von Benzoe Siam (Styrax tonkinensis) wurde bereits im Altertum zur Herstellung von Heilsalben genutzt und erinnert etwas an Vanille. Es besitzt stark pilzhemmende Eigenschaften, fördert die Wundheilung und ist antientzündlich. Benzoe Siam eignet sich hervorragend für Wohlfühlmischungen in Lotionen oder Körperölen.

Die Zistrose (Cistus ladanifer) verströmt ihren Duft bereits in kleinster Menge, weshalb sie uns einmal mehr auf die achtsame Dosierung aufmerksam macht. Sie wirkt immunstärkend, entzündungshemmend und krampflösend. Ihre große Stärke sind die wundheilungsfördernden Eigenschaften. Sie fördert den Lymphfluss, stärkt das Bindegewebe und beugt somit Besenreisern und Schwangerschaftsstreifen vor.

Tipp

Geben Sie eine Handvoll nicht gespritzter Rosenblütenblätter in ein sauberes Schraubglas und bedecken es mit 50 ml Mandelöl. Stellen Sie es an einen hellen Ort und gießen Sie nach 21 Tagen durch ein Tuch ab. Fertig ist ein sinnlich nach Rose duftendes Körperöl.

Fette, Öle und Konsistenzgeber

Fette Öle bilden neben Wasser den Hauptanteil eines selbst gerührten Pflegeprodukts. Da die Haut ein wichtiges Stoffwechselorgan ist, sollte sie in ihrer Funktion ausschließlich mit natürlichen Substanzen unterstützt werden. Die Pflanze produziert ihre Öle und Fette in Samen, die ihr hauptsächlich als Energiespeicher dienen.

Pflanzliche Fette schützen die Haut. Sie fördern den natürlichen Aufbau hauteigener Stoffwechselprozesse und sorgen für die Bindung von genügend Feuchtigkeit in den Hautzwischenzellräumen. Auf kosmetische Produkte auf Mineralölbasis, wie etwa Vaseline oder Melkfett, sollte verzichtet werden. Diese werden aus Erdölen hergestellt. Unsere Haut ist nicht in der Lage, sie vollständig zu verstoffwechseln, was eine frühzeitige Hautalterung zur Folge hat.

Wertvolle Pflanzenöle

Schonend gepresste Öle in Bioqualität verträgt die Haut am besten, auch die eines Babys. In allen Kulturen der Welt werden natürliche Öle und Fette zur Körperpflege genutzt und das Angebot ist inzwischen erfreulich groß. Hier werden die wichtigsten Öle und Fette vorgestellt, die während der Schwangerschaft für die werdende Mutter und auch danach für ihr Baby genutzt werden können.

Pflanzenöle und Fette besitzen immer einen Grundaufbau aus Triglyceriden. Ein Glyzerin bindet Fettsäuren an sich. Diese

Pflanzliche Öle und Fette schützen die empfindliche Haut.

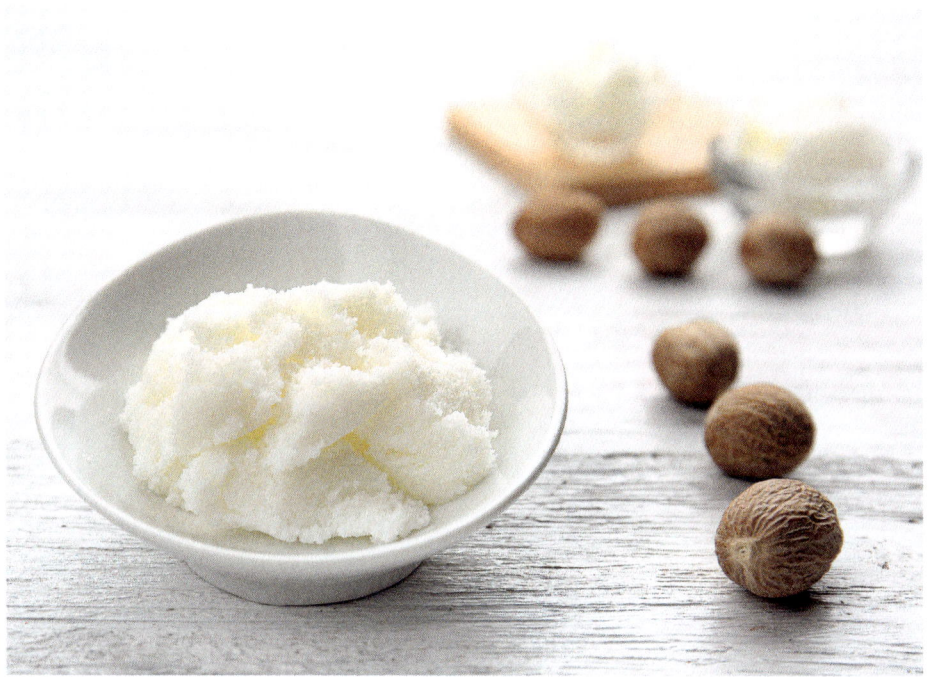

Sheabutter ist besonders gut verträglich und beliebt in der Naturkosmetik.

Fettsäuren können nun in »gesättigter« oder »ungesättigter« Form vorliegen. Gesättigte Fettsäuren gehen so gut wie keine Verbindung mit umliegenden Molekülen ein. Der Vorteil liegt in einer langen Haltbarkeit und einer sehr guten Hautverträglichkeit. Hierzu zählen beispielsweise Sheabutter und Kokosfett. Ungesättigte Fettsäuren werden nochmals unterteilt in »einfach« und »mehrfach« ungesättigte Fettsäuren. Zu den mehrfach ungesättigten Fetten gehören zum Beispiel Nachtkerzenöl und Leinöl. Sie sind sehr »kontaktfreudig« und werden daher schnell ranzig. Dennoch gehören sie zu den lebenswichtigen Ölen, die unser Körper nicht selbstständig herstellen kann.

Von Besonderheit sind die individuellen Begleitstoffe der Öle und Fette mit ihren spezifischen Eigenschaften. Hierzu zählen Phytosterole, Flavonoide und Vitamine wie etwa Tocopherol (Vitamin E) und Carotinoide (Vitamin A). Sie sorgen für eine weiche und intakte

Tipp

Kaufen Sie mehrfach ungesättigte Öle nur in kleinen Mengen, die Sie zeitnah (innerhalb von drei Monaten) verbrauchen. Jojobaöl, Sheabutter und Mandelöl sind ein Jahr und länger haltbar.

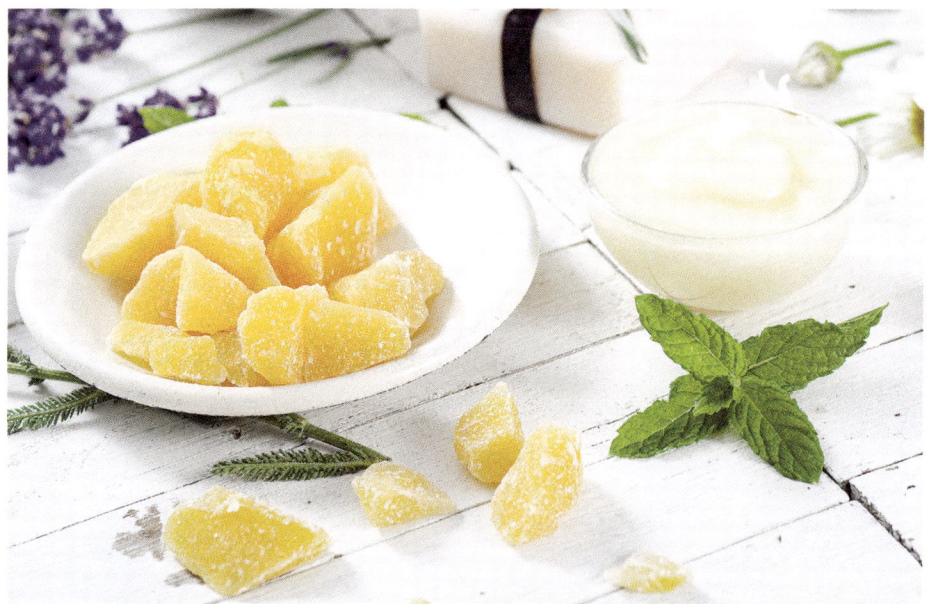

Öle besitzen neben Fett wichtige Begleitstoffe mit heilenden Eigenschaften.

Haut, schützen vor frühzeitiger Hautalterung, fördern den Hautstoffwechsel und besitzen juckreizlindernde und entzündungshemmende Eigenschaften.

Basisöle

Das süße Mandelöl (Prunus amygdalus var. dulcis) wird aus dem zur Familie der Rosengewächse zugehörigen Mandelbaum gepresst. Es besitzt einen angenehm milden Duft und ist besonders gut für die Babypflege geeignet. Es kann als Basisöl für alle kosmetischen und pflegenden Produkte verwendet werden, da es reizlindernde und sehr pflegende Eigenschaften besitzt.

Jojobaöl (Simmondsia chinensis) wird aus den kleinen Samen des Jojobastrauchs gewonnen und stellt eine Besonderheit dar, denn obwohl es flüssig und klar wie ein Öl ist, wird es als Wachs bezeichnet. Es ist so gut wie unbegrenzt haltbar, denn es kann nicht ranzig werden. Da es unserem Hautfett stark ähnelt, ist es sehr gut verträglich und sorgt zudem für einen natürlichen Erhalt des Hydrolipidmantels. Dies macht es besonders wertvoll für Problemhaut, wie etwa bei Neurodermitis.

Zu den feinsten Ölen zählt das Macadamianussöl (Macadamia integrifolia). Ähnlich wie Jojobaöl ist es deshalb so gut verträglich, weil die Zusammensetzung der Fettsäure der unserer Haut stark ähnelt. Es ist besonders gut für trockene und gereizte Haut geeignet, zieht rasch ein, wirkt leicht entzündungshemmend und beugt frühzeitiger Hautalterung vor.

Konsistenzgeber

Sheabutter (Butyrospermum parkii) wird auch als Karité bezeichnet und stammt aus dem Fruchtfleisch der etwa 5 cm langen Nüsse des Sheabutterbaums. Ihr weißes Fett besitzt einen hohen Anteil an Begleitstoffen, weshalb sie wundheilungsfördernd wirkt und Entzündungen der Haut vorbeugt. Sie kräftigt besonders dünne Haut, fördert ihre Widerstandsfähigkeit und schützt vor frühzeitiger Alterung. Als leichter Konsistenzgeber ist sie für alle Körperlotionen und zur Herstellung eines Balsams gut geeignet.

Kakaobutter (Theobroma cacao) wird aus den bohnenförmigen Samen der Kakaopflanze mittels Auspressen gewonnen und ist härter als Sheabutter, schmilzt jedoch ebenso rasch ab etwa 32 °C. Sie ist besonders gut geeignet als Konsistenzgeber für Cremes oder Balsame bei trockener und gereizter Haut, da sie ein weiches Hautgefühl erzeugt.

Das kaltgepresste Kokosfett besitzt den typisch exotischen Duft des aus der Kokosnuss (Cocos nucifera) gepressten Fruchtfleischs. Es schmilzt bereits ab 23 °C, weshalb es im Sommer eher

Kokosfett ist sehr gut verträglich und hält sich lange.

einem flüssigen Öl gleicht. Kokosfett zieht rasch in die Haut ein und ist besonders gut geeignet für gereizte und empfindliche Haut. In Kombination mit einem Hydrolat kann es als »schnelle« Gesichtscreme hilfreiche Dienste leisten.

Aus den Wachsdrüsen bilden Bienen ein gelbes Wachs (Cera alba), welches seit alters her für die Herstellung von Salben und Balsamen genutzt wird. Es hat einen Schmelzpunkt von etwa 60 °C. Obwohl Bienenwachs sehr gut verträglich ist, kann es in sehr seltenen Fällen zu allergischen Reaktionen kommen. Bienenwachs eignet sich besonders gut für die kalte Jahreszeit, denn es besitzt einen einhüllenden und schützenden Charakter, weshalb es besonders gut ist für trockene und zu Wunden neigende Haut.

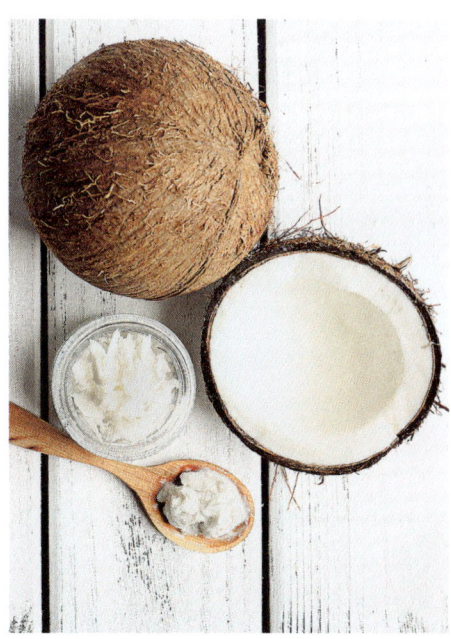

Emulgatoren und Hilfsstoffe

Damit die Haut nicht austrocknet, bildet sie zusammen mit der Feuchtigkeit von Schweiß und dem Fett aus den Hautdrüsen eine natürliche Emulsion. Hier hat die Natur den »Emulgator« bereits mitgeliefert. Damit Fette, Öle und wässrige Anteile in einer Creme oder Emulsion ebenfalls eine stabile Verbindung eingehen, werden Emulgatoren verwendet, die aus pflanzlichen Rohstoffen gewonnen werden.

Die in diesem Buch vorgestellten Emulgatoren bestehen aus natürlichen pflanzlichen Fetten und speziellen Zuckermolekülen, die in der Lage sind, Wasser und Öl so miteinander zu verbinden, dass sie sich nicht mehr von selbst trennen und eine Emulsion bilden. Auf diese Weise entstehen angenehme Cremes und Lotionen. Auch reiner Zucker, Honig, Salz oder Sahne werden manchmal im Zusammenhang mit ätherischen Ölen als Emulgatoren bezeichnet, da sie sich darin gut verteilen und weiterverwenden lassen. Sahne oder Salz sind beispielsweise beliebte Emulgatoren für ein Vollbad mit ätherischen Ölen. Ohne entsprechenden Emulgator würde sich das ätherische Öl nicht mit dem Badewasser verbinden und lediglich auf der Wasseroberfläche schwimmen. Für die Herstellung von Cremes und Lotionen ist es wichtig zu beachten, dass die Emulgatoren zwar im Öl oder Fett aufgelöst werden, eine dauerhafte Verbindung jedoch nur eingehen, wenn beim Zusammenfügen von Wasser und Öl (Fett) entweder das Wasser in das Öl (Wasser-in-Öl-Emulsion) oder umgekehrt das Öl in das

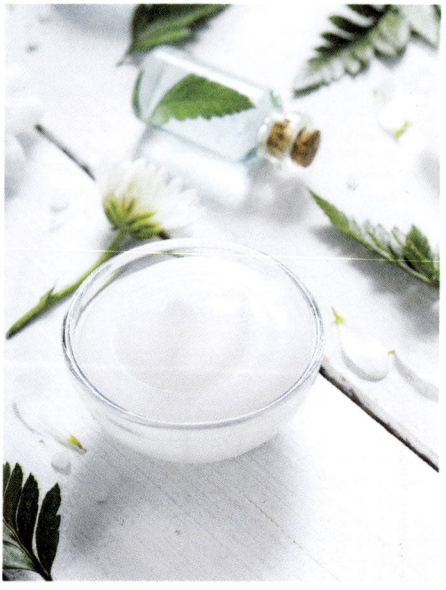

Natürliche Emulgatoren werden aus pflanzlichen Rohstoffen hergestellt.

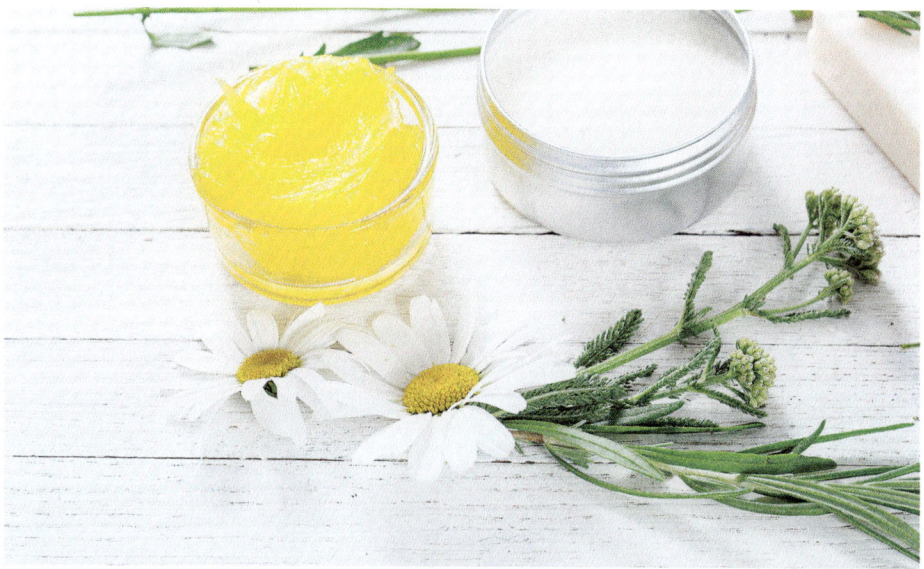

Damit die Creme Festigkeit erhält, werden Konsistenzgeber benötigt.

Wasser (Öl-in-Wasser-Emulsion) gegeben wird. Dies hängt mit den unterschiedlichen chemischen Strukturen der Emulgatoren und den speziellen Bindefähigkeiten zusammen.

Der passende Emulgator

Der Wasser-in-Öl-Emulgator Olivem® 900 wird aus natürlichen Olivenöl-Fettsäuren hergestellt und besitzt eine wachsartige, weißgelbe Struktur. Dieser Emulgator wird als feine Flocken oder Pulver angeboten und lässt sich leicht für reichhaltige und rückfettende Cremes und Lotionen verarbeiten.

Dermofeel® GSC palmölfrei ist ein Öl-in-Wasser-Emulgator, bei dem auf Palmöl zugunsten von europäischem Rapsöl verzichtet wurde. Dieser Emulgator ist bestens geeignet für die Herstellung von leichten und die Haut befeuchtenden Cremes und Lotionen.

Dermofeel® G 10 LW stellt eine kleine Besonderheit dar, denn es ist ein leicht zu verarbeitender, flüssiger Emulgator, der zugleich als Tensid für die Herstellung eigener Dusch- oder Badegele geeignet ist. Er besteht aus rein pflanzlichen Rohstoffen, entspricht strengen Biostandards und hat nichts mit sogenannten Polyethylenglycolen (PEG) zu tun, die so gut wie in allen konventionellen Tensiden vorkommen und bei empfindsamen Hauttypen Hautirritationen hervorrufen können. Aufgrund der milden Schaumkraft und der sehr guten Verträglichkeit ist es auch für die Babypflege geeignet.

Naturkosmetische Hilfsstoffe

Der hier vorgestellte Gelbildner ist in der Apotheke unter der Bezeichnung Hydroxyethylcellulose (PZN 3936475) erhältlich. Dabei handelt es sich um eine pflanzliche Cellulose, die medizinisch genutzt wird, um Wund- und Hautgele mit entsprechenden Wirkstoffen herzustellen. Der Gesichtscreme verleiht er mehr Feuchtigkeit, was dem Austrocknen der Haut entgegenwirkt.

Weiße Tonerde (Bolus alba) wird auch als Kaolin bezeichnet und eignet sich aufgrund der sehr feinen Körnung hervorragend als Grundlage für Gesichtsmasken und Körperpuder.

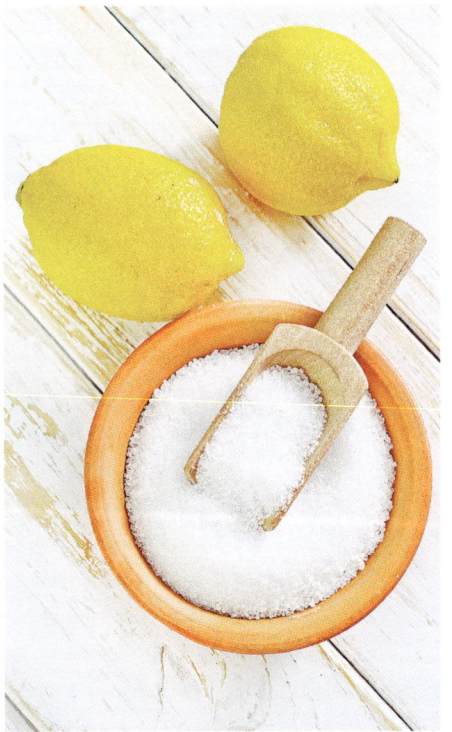

Als Heilerde darf nur bezeichnet werden, was in Deutschland als Arzneimittel zugelassen ist. Gegenwärtig bezieht sich dies ausschließlich auf Luvos-Heilerde. Luvos-Heilerde 2 besitzt ähnliche Eigenschaften wie Weiße Erde und eignet sich für beruhigende Gesichtsauflagen und Peelings vor allem bei eher fettiger, zu Akne neigender Haut.

Meersalz wirkt von Natur aus desinfizierend und fördert die Durchblutung der Haut. Als natürlicher Emulgator für ätherische Öle ist Meersalz die ideale Basis für ein Vollbad mit hautstoffwechselfördernden und bindegewebsstärkenden Eigenschaften. Meersalz fördert als Zugabe zu einem Sitzbad das Abheilen bestehender Geburtswunden im Intimbereich.

Reismehl ist den Ceramiden der Haut sehr ähnlich und unterstützt ihre Aufgabe als natürliche Barriereschicht vor schädlichen Umweltfaktoren. Ähnlich wie die Erden besitzt Reismehl antioxidative Eigenschaften und wirkt beruhigend bei zu Entzündung neigender Haut. Es stärkt und strafft mild das Bindegewebe und kann sowohl als Peeling, Gesichtsmaske und zur Gesichtsreinigung angewendet werden.

Natron (Natriumhydrogencarbonat) ist ein natürliches, traditionell genutztes

Einige Zutaten erhalten Sie im Bioladen oder Supermarkt.

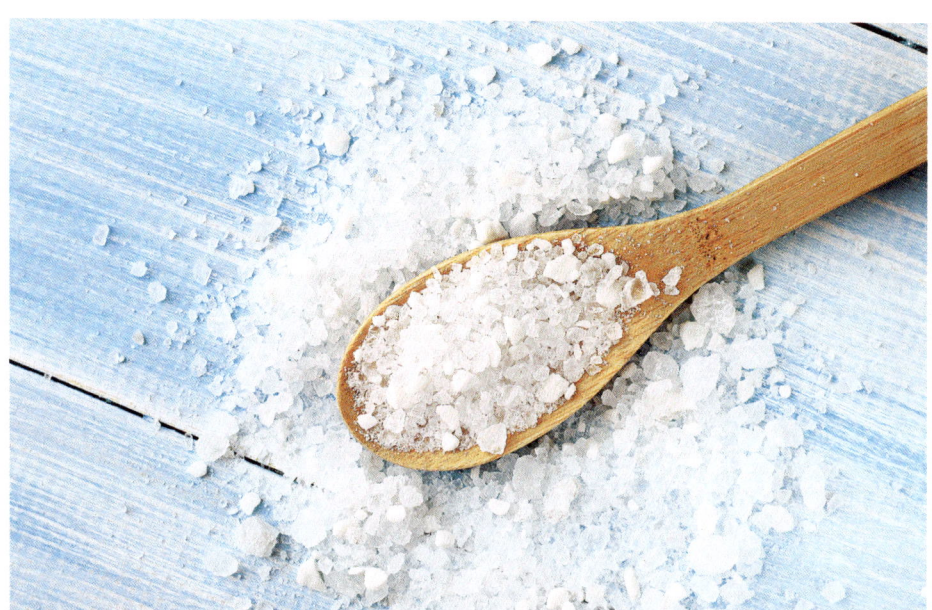

Mit Salz oder Sahne als Emulgator verteilen sich die ätherischen Öle im Badewasser.

Haus- und Heilmittel. Es neutralisiert Säuren, weshalb eine Messerspitze Natron mit einem Glas lauwarmem Wasser, langsam getrunken, eine schnelle Hilfe bei Sodbrennen ist. Als natürlicher Zusatz wird es gerne in der Naturkosmetik für die Herstellung von Zahnpasta, Badebomben und Deos verwendet.

Zitronensäure ist die natürliche Säure der Zitrone und wird sowohl als natürliche Substanz in der Lebensmittelindustrie als auch in der Naturkosmetik zum Regulieren des pH-Werts genutzt.

Stärke ist ein pflanzliches Kohlenhydrat (Polysaccharid) und wird als Lebensmittel in Form von Weizen-, Mais- oder Reisstärke angeboten. In der Naturheilkunde wird es eingesetzt, um Cremes eine geschmeidige Konsistenz zu verleihen. Polysaccharide sind in der Pflanzenwelt auch als Schleimstoffe anzutreffen. Unsere Zellen schützen sich vor dem Austrocknen mithilfe von körpereigenem Hyaluron, das für eine ausreichende Feuchtigkeitsbindung sorgt.

Milchpulver enthält verschiedene Mineralien und Proteine, die hautpflegende und mild juckreizlindernde Eigenschaften besitzen. Als Alternative zu Kuhmilch ist Ziegenmilchpulver in Bioqualität über das Internet erhältlich. Aus Milchpulver lassen sich wundervolle Badekugeln (Badebomben) herstellen, die sich auch zum Verschenken eignen. Für ein samtig weiches Hautgefühl kann das Milchpulver auch pur dem Badewasser zugegeben werden.

Auszüge herstellen

Pflanzliche Inhaltsstoffe können aus getrockneten oder frischen Pflanzen ausgezogen werden. Dabei sollten ausschließlich Pflanzenteile wie Blätter, Blüten oder Wurzeln verwendet werden, die einen »gesunden« Eindruck machen und nicht durch Insekten oder andere Einflüsse beschädigt sind. Am besten eignen sich Heilpflanzen aus dem eigenen Garten oder aus biologischem Landbau.

Der Umgang mit Heilpflanzen ist ein sehr kreativer Prozess. Bereits im Altertum haben Menschen Pflanzen auf vielfältige Weise genutzt und immer feinere Techniken entwickelt, um die wertvollen und heilenden Inhaltsstoffe aus den unterschiedlichen Pflanzenteilen zu gewinnen. Die eigenen Auszüge aus Heilpflanzen lassen sich gut und einfach selbst herstellen. Zudem sind sie um ein Vielfaches preiswerter.

Zu den klassischen Auszügen zählt der Infus (wässriger Auszug), die Tinktur (Auszug in Alkohol) und das Ölmazerat (Auszug in fettem Öl). Daneben gibt es besondere Verfahren zur Gewinnung von ätherischen Ölen und Hydrolaten wie

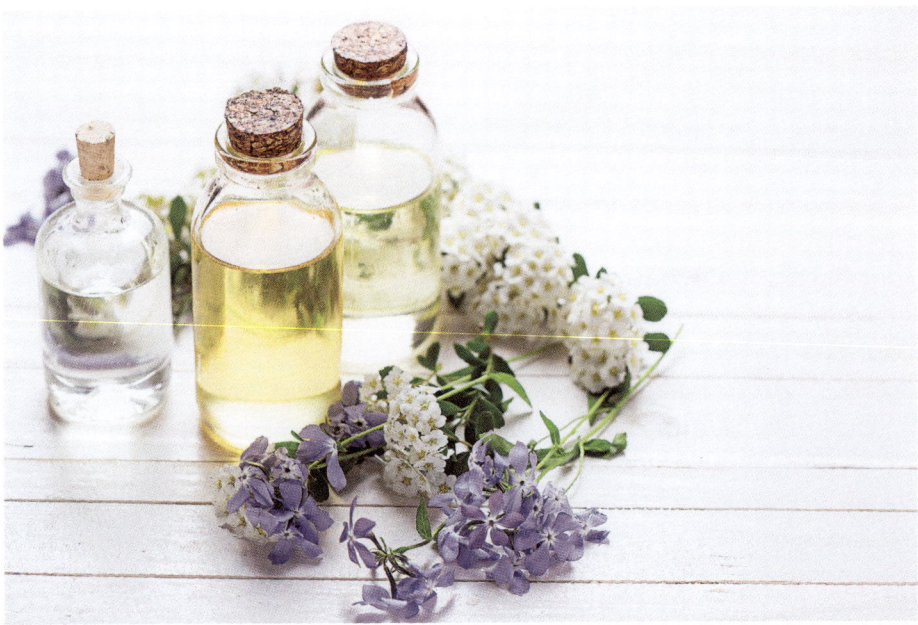

Ein selbst hergestellter Pflanzenauszug ist kostbare Naturmedizin.

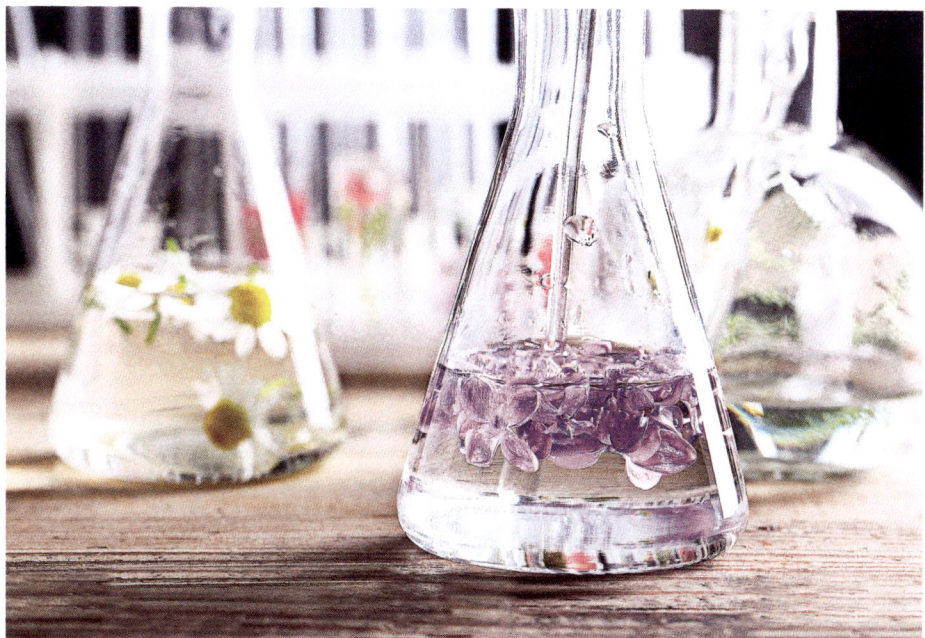

Einfach und schnell lässt sich ein Pflanzenauszug mittels Wasser herstellen.

das Destillieren oder Pressen von Blüten, Blättern, Samen, Schalen oder Wurzeln.

Eigenschaften und Haltbarkeit

Für die Herstellung der eigenen Naturkosmetik sind Pflanzenauszüge eine wertvolle Ergänzung. Je nach Inhaltsstoff besitzen sie antientzündliche, beruhigende, juckreizlindernde und bindegewebsstärkende Eigenschaften. Sie fördern die Wundheilung und sind sehr gut verträglich.

Die unterschiedlichen Verfahren, Pflanzenauszüge herzustellen, bieten einige Vorzüge, aber auch Nachteile. Ein wässriger Auszug sollte immer frisch angesetzt und unmittelbar in die Naturkosmetik eingearbeitet werden, da sich in dem wässrigen Milieu recht schnell Keime entwickeln können. Hydrolate dagegen sind einige Monate bis zu zwei Jahre haltbar und stellen eine Alternative zum klassischen Infus dar. Pflanzenauszüge mittels Alkohol (Tinkturen) sind mehrere Jahre haltbar und eine sichere Methode, Wirkstoffe aus Pflanzen zu konservieren, um sie zu einem beliebigen Zeitpunkt zu nutzen. Entgegen der Meinung, dass Alkohol die Haut zu stark austrocknet, haben Studien gezeigt, dass die Beigabe von bis zu 20 % Alkohol (also in unserem Fall eine Tinktur) – bezogen auf die Wasserphase – keine hautaustrocknenden Eigenschaften aufweist.

Infus

Für die klassische Zubereitung eines Tees nutzt man den Infus. Hierbei werden die frischen oder getrockneten Heilpflanzen mit kochendem Wasser übergossen. Das Ganze lässt man dann zugedeckt drei bis zwölf Minuten ziehen.

Das kochende Wasser öffnet die Pflanzenporen, sodass Wirkstoffe wie Flavonoide, Saponine oder Gerbstoffe in das Wasser übergehen. Auch ätherische Öle lösen sich teilweise mit dem aufsteigenden Wasserdampf, der sich auf der Deckelinnenseite niederschlägt und in das Teewasser zurückgegossen werden sollte, damit auch diese wertvollen Wirkstoffe nicht verloren gehen.

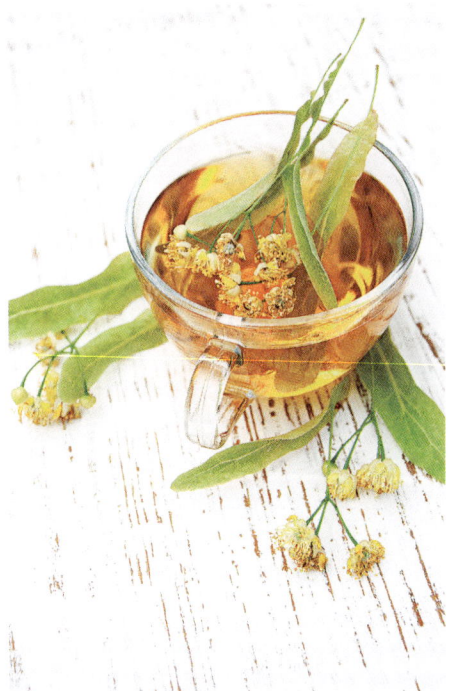

Ein Infus eignet sich hervorragend für die unmittelbare Anwendung nicht nur als Tee, sondern auch für ein Vollbad oder Teilbad, für Gesichtswaschungen oder Spülungen nach der Geburt im Intimbereich und für die Reinigung des Babys, sei es beim Wechseln der Windeln oder beim Baden. Ebenso sind wässrige Pflanzenauszüge eine wertvolle Ergänzung für die Naturkosmetik. Auch wenn Cremes und Lotionen gegebenenfalls mit einer kleinen Menge einer Pflanzentinktur (Alkohol) konserviert werden, muss immer darauf geachtet werden, dass die Creme nicht verkeimt. Für die Aufbewahrung einer Babycreme ist dies noch wichtiger. Deswegen sollen immer nur kleine Mengen zubereitet werden, die nach drei bis vier Wochen aufgebraucht sein sollten.

Zubereitungsmöglichkeiten

Für einen Infus kann man getrocknete oder frische Heilpflanzen verwenden.

Sie können die Kräuter lose oder in einem Teesieb aufgießen.

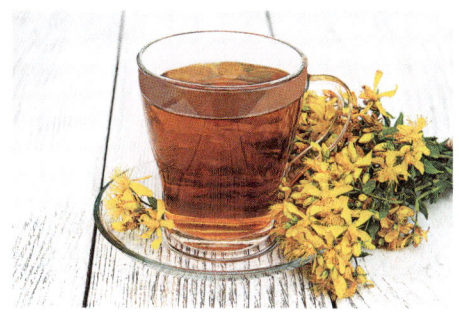

Wie lange der Tee ziehen muss, hängt von der jeweiligen Pflanze ab.

Die Wirkstoffkonzentration in getrockneten Kräutern ist bei gleicher Menge höher als in den frischen Pflanzenteilen, da diese noch Feuchtigkeit besitzen. Deshalb kann für die Anwendung von frischen Kräutern immer die doppelte Menge für die Zubereitung eines Infus verwendet werden.

Infus für die Zubereitung einer Creme, einer Lotion oder eines Gels:

Hierfür benötigt man eine kleinere Menge an Heilpflanzen als etwa für ein Vollbad. Übergießen Sie 2 TL getrocknete Kräuter oder 4 EL frische Kräuter mit 250 ml kochendem Wasser und lassen Sie den wässrigen Auszug zugedeckt sieben bis zwölf Minuten ziehen. Nach dem Abseihen durch ein Sieb kann dann die gewünschte Menge für die weitere Verarbeitung in der Naturkosmetik genutzt werden.

Infus für die Zubereitung eines Voll- oder Teilbads und für Waschungen:

Für ein Voll- oder Teilbad kann man eine größere Menge Infus zubereiten. Für ein Vollbad wird die Menge einer Tasse getrockneter Heilpflanzen oder zwei Tassen frischer Heilpflanzen mit zwei Litern kochendem Wasser übergossen. Nach etwa sieben bis zwölf Minuten wird der fertige Infus direkt durch ein Sieb in das Badewasser geleitet. Auf diese Weise kann auch ein Infus für Waschungen oder Spülungen im Intimbereich nach der Geburt zubereitet werden.

Zubereitung eines Infus für das Baby:

Auch für das Baby sind wässrige Auszüge aus Heilpflanzen wertvolle Ergänzungen in der täglichen Pflege. Sie kräftigen die Haut und unterstützen die Entwicklung des Immunsystems.

Für einen Infus zur Zubereitung einer Creme kann die gleiche Menge an Heilpflanzen wie oben beschrieben genommen werden.

Wenn eine Babywanne verwendet wird, genügt eine halbe Tasse getrockneter oder eine Tasse frischer Kräuter, die mit einem Liter kochendem Wasser übergossen wird, nach sieben bis zwölf Minuten durch ein Sieb gelassen und dem Wasser in der Babywanne zugegeben wird.

Hydrolat und Ölauszug

Ein Hydrolat enthält zu einem geringen Anteil die gleichen Inhaltsstoffe wie ein ätherisches Öl. Dennoch duftet es sehr zart und angenehm, weshalb es sich pur zur Reinigung und Pflege von strapazierter Haut in der Schwangerschaft und für die Babyhaut eignet.

Hydrolate werden auch als Pflanzenwässer bezeichnet. Stellen Sie sich Wasserdampf vor, der sich nach dem Abkühlen wieder niederschlägt, ähnlich beim Kochen von Wasser auf der Innenseite des Deckels. Nun befinden sich Heilpflanzen in dem Wasser und durch das Kochen schlägt sich nicht nur der Wasserdampf an der Deckelinnenseite nieder, sondern auch all die wertvollen Pflanzenwirkstoffe, die mit dem aufsteigenden Wasserdampf mitgerissen werden. Dies unterscheidet ein Hydrolat von einem Destillat. Da Hydrolate eine recht kurze Haltbarkeit aufweisen, fügen einige Hersteller etwas Alkohol bei. Andere füllen sie in Sprühflaschen ab, um einer Verkeimung durch eindringende Luft entgegenzuwirken. Im Internet finden sich qualitativ hochwertige Hydrolate von Maienfelser, Oshadhi und Farfalla.

Hydrolate aus Zaubernuss, Lavendel und Melisse werden gerne für die Naturkosmetik verwendet, da sie ähnliche Eigenschaften besitzen wie die Pflanze selbst.

Ein Hydrolat ist eine feine Alternative zu einem wässrigen Aufguss (Infus) zur Herstellung von Lotionen und Cremes. Sie können immer dann für die Kosmetik genutzt werden, wenn man auf reines Wasser oder ein Infus verzichten möchte. Aber auch pur eignen sich Hydrolate besonders gut für die Gesichtsreinigung und Körperpflege. Lavendel-, Melissen- und Ringelblumenwasser besitzen entzündungshemmende und juckreizlindernde Eigenschaften. Für leicht fettende und zu Akne neigende Haut können die betroffenen Körperstellen morgens und abends mit einem Pflanzenwasser gereinigt werden.

Hamameliswasser eignet sich besonders gut für entzündete Stellen der Babyhaut. Dazu gibt man das Hydrolat pur auf ein Tuch und reinigt damit die betreffenden Stellen. Besonders wenn sich die zarte Haut im Windelbereich schnell entzündet, wirken Hydrolate entzündungshemmend, leicht schmerzstillend und wundheilungsfördernd.

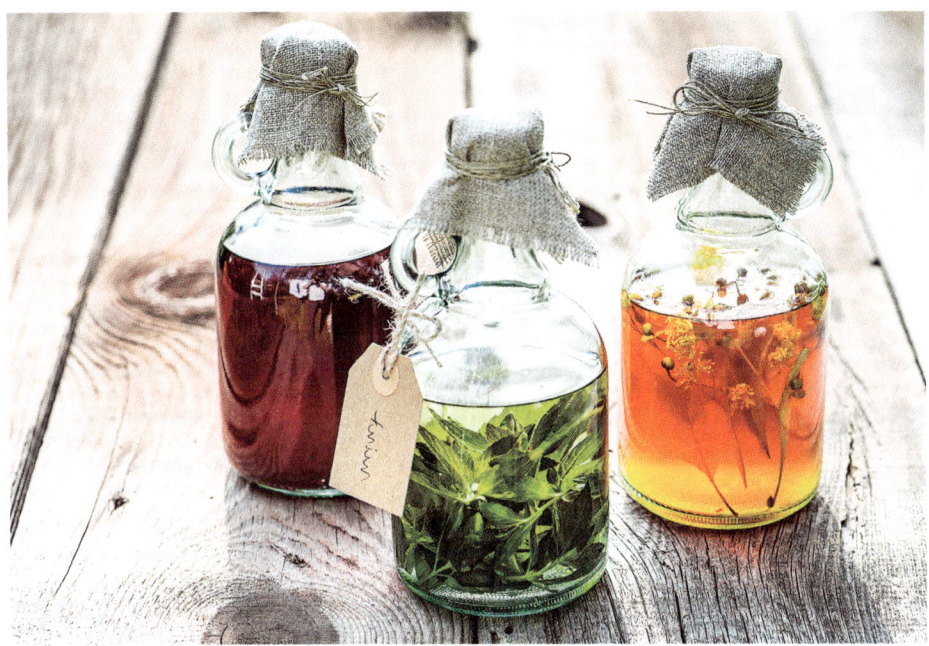

Bereits nach wenigen Stunden nimmt der Alkohol die Farbe der Heilpflanzen an.

Heilpflanzenauszug in Öl:

Blüten von Ringelblume, Johanniskraut oder Lavendel lassen sich hervorragend in einem fetten Öl ausziehen. Für den Ölauszug bevorzuge ich frische Blüten, da sich ihre Poren besser im Öl öffnen als im getrockneten Zustand. Jedoch enthalten frische Blüten Pflanzensaft, der im Öl schnell Mikroorganismen anzieht. Anstelle der klassischen Variante, Blüten mehrere Wochen in Öl auszuziehen, kann man dies am Herd zügiger und sicherer durchführen. Hierfür benötigt man ein hochwertiges, kaltgepresstes Öl wie etwa süßes Mandelöl oder Jojobaöl. Die frischen Blüten sollten zuvor einige Stunden angetrocknet werden, damit sie etwas an Flüssigkeit verlieren. Große Blütenköpfchen wie Ringelblu-

menblüten kann man vierteln. Die Blüten dann in einen gut gereinigten Topf geben und mit der doppelten Menge Öl bedecken. Auf kleinster Herdstufe die Blüten nun für drei bis vier Stunden, abgedeckt mit einem Küchentuch, ausziehen. Vorsicht: Fettes Öl erhitzt sich sehr schnell. Das Öl soll sich erwärmen, darf jedoch in keinem Fall köcheln, denn dann verlieren die Blüten und das Öl wertvolle Wirkstoffe. Den Topf über Nacht abkühlen lassen und den Prozess an zwei aufeinanderfolgenden Tagen wiederholen. Am dritten Tag die Blüten durch ein feines Baumwolltuch abseihen und das Gefäß gut verschließen. Nun kann das Öl direkt weiterverwendet werden. An einem dunklen Ort ist es ein gutes Jahr haltbar.

Tinktur

Tinkturen sind eine hervorragende Möglichkeit, frische Pflanzen zu konservieren und ihre volle Heilkraft auch dann zu nutzen, wenn sie aufgrund der Jahreszeit nicht zur Verfügung stehen. Das Wort »Tinktur« leitet sich ab von »tingere« – färben. Bereits innerhalb weniger Stunden kann man erkennen, wie die pflanzlichen Farbstoffe durch den Alkohol aus den Pflanzenzellen gelöst werden.

Zum Herstellen einer Tinktur verwendet man am besten einen klaren Alkohol wie Wodka oder Doppelkorn. Der darin enthaltene Gehalt an Alkohol von 38 % ist ein guter Ausgangswert, um die vielen Wirkstoffe aus den Pflanzenteilen zu lösen. Selbst ätherische Öle lösen sich darin sehr viel besser als in einem wässrigen Infus.

Abgesehen von den sehr guten Lösungseigenschaften des Alkohols wirkt er keimhemmend, sodass sich Mikroorganismen darin nicht vermehren können. Einige Tropfen einer Frauenmanteltinktur beispielsweise verleihen der Naturkosmetik nicht nur die positiven Eigenschaften der Heilpflanze, sondern konservieren gleichzeitig die Creme auf natürliche Weise.

Zubereitung

Eine Tinktur lässt sich aus getrockneten oder frischen Pflanzen leicht selbst herstellen. Hierfür benötigt man lediglich ein sauberes Schraubglas, wie es vom Marmeladekochen bekannt ist.

Auf einen Teil getrockneter Pflanzen gießt man fünf bis sieben Teile Alkohol. Die Menge hängt davon ab, wie viel von einer Tinktur man herstellen möchte. So kommen beispielsweise

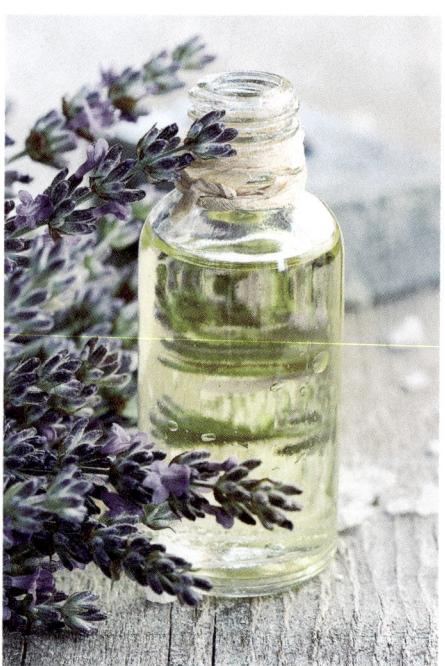

Für Ölauszüge eignen sich besonders frische Blüten wie Rose und Lavendel.

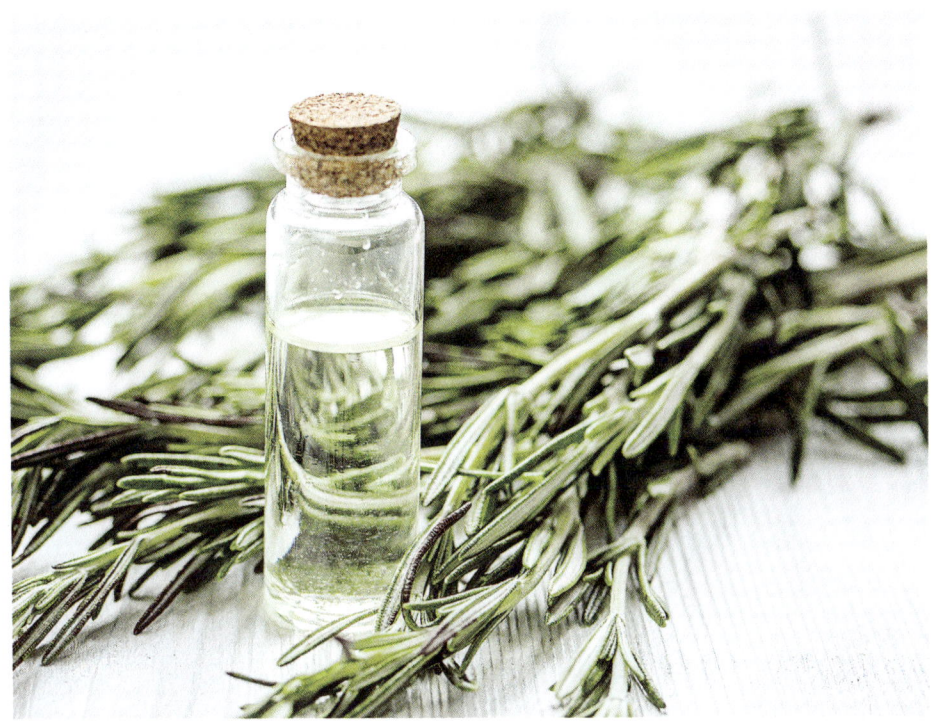

Ein Hydrolat ist destilliertes Wasser mit wertvollen Pflanzeninhaltsstoffen.

auf einen leicht gehäuften Esslöffel getrockneter Pflanzen fünf bis sieben Esslöffel Alkohol. Einige getrocknete Pflanzen quellen im Alkohol stark auf. Dann empfiehlt es sich, einfach etwas Alkohol nachzugießen. Die im Schraubglas befindlichen Pflanzenteile sollten in jedem Fall immer mindestens mit der doppelten Menge Alkohol bedeckt sein.

Die Herstellung einer Tinktur aus frischen Pflanzen:

Hierfür reinigt man die Pflanzen wie beispielsweise Melissenblätter gründlich von anhaftendem Schmutz und schneidet sie mit einem Messer in kleine Teile. Man gibt die gewünschte Menge in ein sauberes Schraubglas und gießt mit der drei- bis fünffachen Menge Alkohol auf.

Nun sollte die Tinktur an einem hellen Ort für etwa 21 Tage »reifen« und täglich einmal kurz geschüttelt werden, damit sich die Pflanzenwirkstoffe gut lösen und in den Alkohol übergehen. Am besten seiht man die Tinktur durch einen Kaffeefilter oder ein Tuch ab, damit keine Schwebestoffe in der fertigen Tinktur zurückbleiben. Gut verschlossen und an einem dunklen Ort gelagert ist diese Tinktur nun mindestens zwei Jahre haltbar.

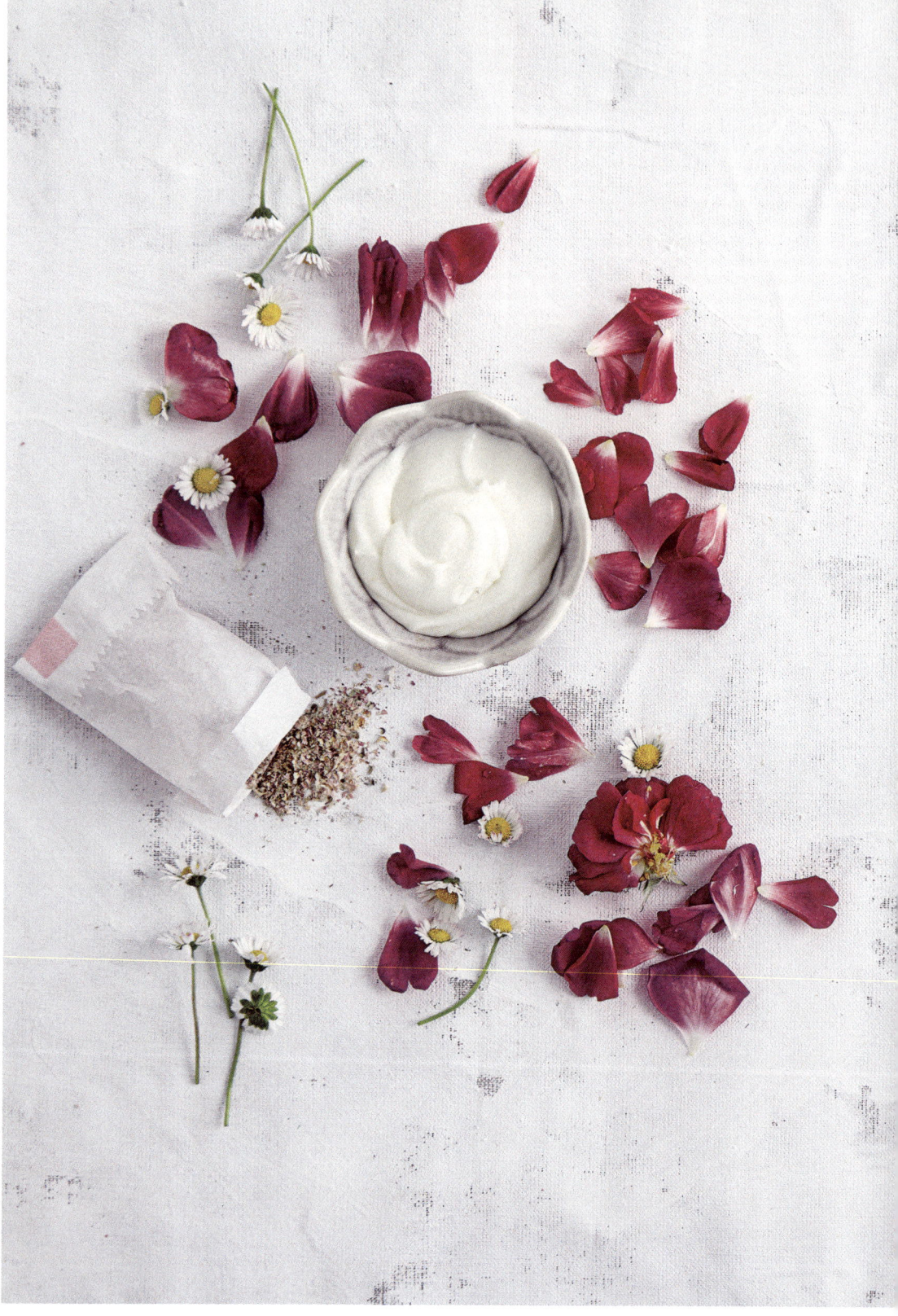

Rezepte

Das Rühren einer Creme ist leichter als Sie denken. Die einfachste Creme der Welt ist: Etwas Kokosfett in die Handinnenfläche geben, 2–3 Spritzer Hydrolat dazu und verreiben – fertig.

Für die Mutter

Leichte Gesichtscreme

10 g Sheabutter
10 g Kakaobutter
10 g Macadamianussöl
4,5 g Dermofeel® GSC
70 g Rosenblütenhydrolat
3 g Hydroxyethylcellulose

Ätherische Öle:

2 Tropfen Lavendel
2 Tropfen Karottensamen
3 Tropfen Rosenholz

1. Sheabutter, Kakaobutter, Macadamianussöl und Dermofeel® in einen Glasbecher geben.

2. Die Hälfte des Rosenblütenydrolats in einen weiteren Glasbecher füllen und beide Glasbecher im Wasserbad erwärmen, bis alle Fette und das Dermofeel® geschmolzen sind.

3. Die zweite Hälfte des Rosenblütenhydrolats in eine Schale geben, die Hydroxyethylcellulose darüberstreuen und nach einigen Sekunden, wenn das Pulver beginnt anzudicken, zu einem gleichmäßigen Gel verrühren.

4. Die Glasbecher aus dem Wasserbad nehmen und die geschmolzenen Fette in den Glasbecher mit dem Rosenblütenhydrolat gießen. Während des Gießens sanft kaltrühren.

5. Anschließend das zu einem Gel angedickte Rosenblütenhydrolat aus der Schale sowie die ätherischen Öle dazugeben, untermischen, in einen Glastiegel füllen und entsprechend etikettieren.

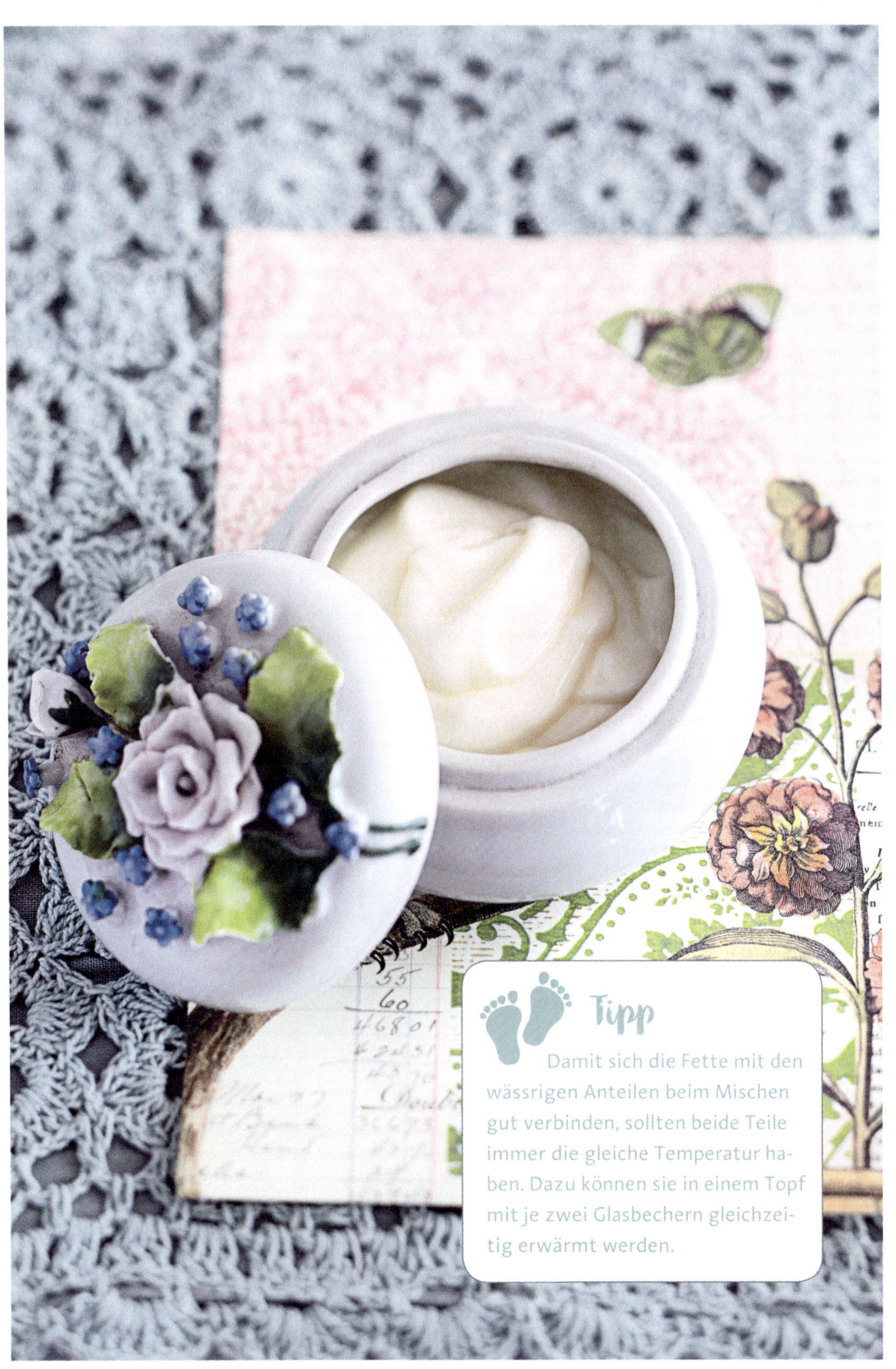

Tipp

Damit sich die Fette mit den wässrigen Anteilen beim Mischen gut verbinden, sollten beide Teile immer die gleiche Temperatur haben. Dazu können sie in einem Topf mit je zwei Glasbechern gleichzeitig erwärmt werden.

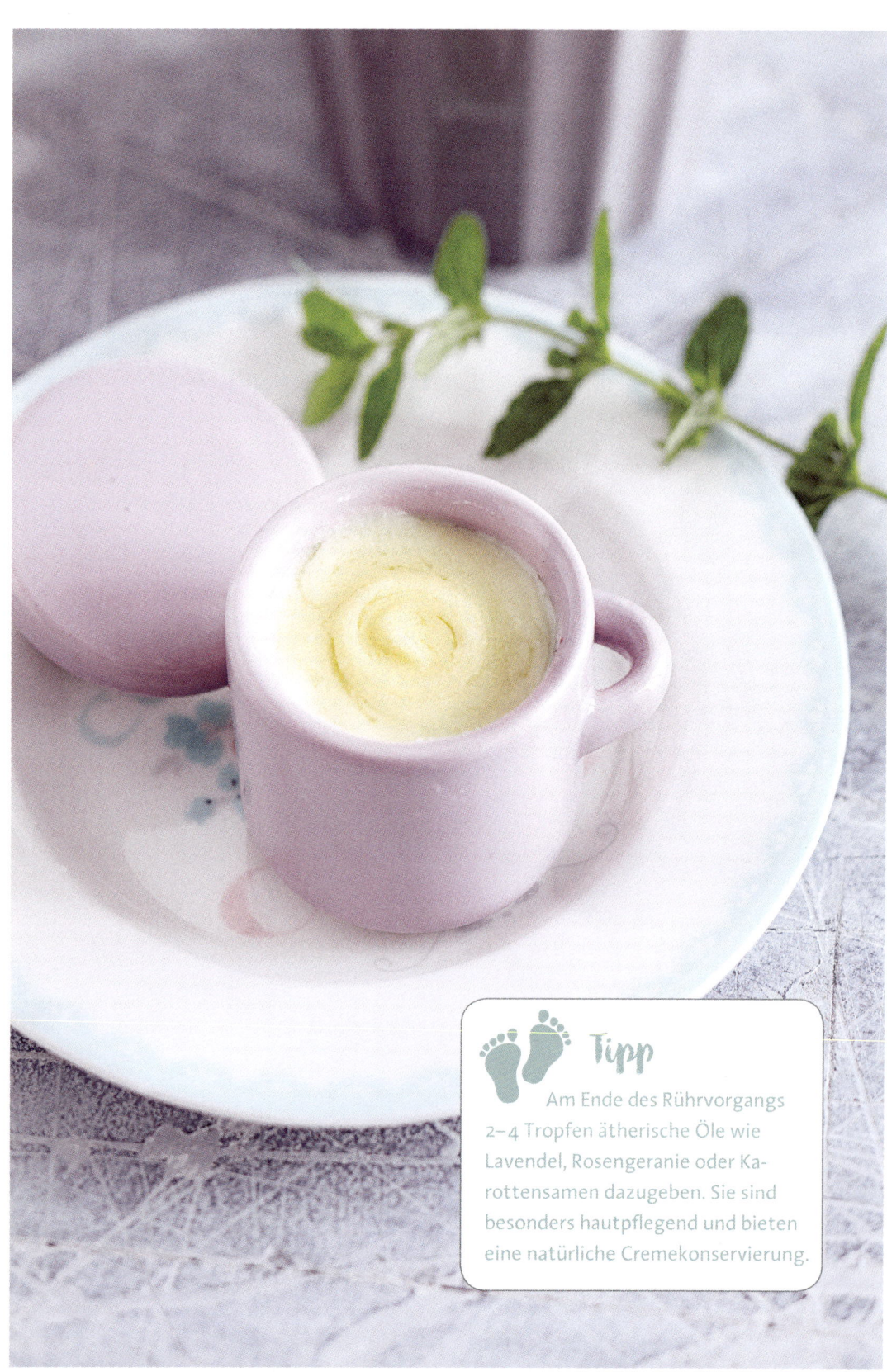

Tipp

Am Ende des Rührvorgangs
2–4 Tropfen ätherische Öle wie
Lavendel, Rosengeranie oder Karottensamen dazugeben. Sie sind
besonders hautpflegend und bieten
eine natürliche Cremekonservierung.

Gesichtscreme für kalte Tage

1 EL getrocknete oder 2 EL
  frische Melissenblätter
2,5 g Sheabutter
2,5 g Kakaobutter
4 g Olivem® 900

10 g Jojobaöl
5 g Macadamianussöl
5 g Nachtkerzenöl
20 g Melissenblättertee

1. Melissenblätter mit 250 ml kochendem Wasser übergießen und zugedeckt 7–12 Minuten zugedeckt ziehen lassen, abseihen und abkühlen
   lassen.

2. Sheabutter, Kakaobutter, Olivem® 900, Jojobaöl, Macadamianussöl und
   Nachtkerzenöl in einen Glasbecher geben. 20 g des abgekühlten
   Melissenblättertee in einen weiteren Glasbecher geben. Beide Glasbecher im Wasserbad erwärmen, bis die Fette und das Olivem® 900
   vollständig geschmolzen sind.

3. Beide Glasbecher aus dem Wasserbad nehmen. Tropfenweise und
   unter ständigem Rühren den wässrigen Melissenblätterauszug in die
   Fette geben.

4. Creme bis auf Zimmertemperatur kaltrühren, in Glastiegel abfüllen
   und etikettieren.

Johanniskrautöl bei Schmerzen

2 Handvoll frische Johanniskrautblüten
500 ml Olivenöl

1. Etwa 2 Handvoll frische Johanniskrautblüten an einem sonnigen und trockenen Tag sammeln.

2. Johanniskrautblüten in ein großes Schraub- oder Einwegglas geben und mit Olivenöl übergießen. Wichtig ist, dass alle Blüten mit dem Öl bedeckt sind. Morgens und abends sanft schütteln, während das Öl an einem hellen und sonnigen Platz für drei bis vier Wochen reifen darf, bis es eine rote Farbe angenommen hat. Sollte sich zwischenzeitlich Kondenswasser an der Deckelinnenseite bilden, dann dieses vor dem Schütteln mit einem sauberen Papiertuch abwischen.

3. Das ausgezogene Johanniskrautöl (Rotöl) durch ein feines Tuch abseihen, in eine Glasflasche abfüllen und etikettieren. Bei Raumtemperatur dunkel gelagert ist es etwa zwei Jahre haltbar.

Tipp

Bei Muskelverspannungen oder Ischiasbeschwerden etwas Rotöl auf die Hand träufeln, je einen Tropfen ätherisches Lavendelöl und Wacholderbeerenöl hineingeben und sanft einreiben.

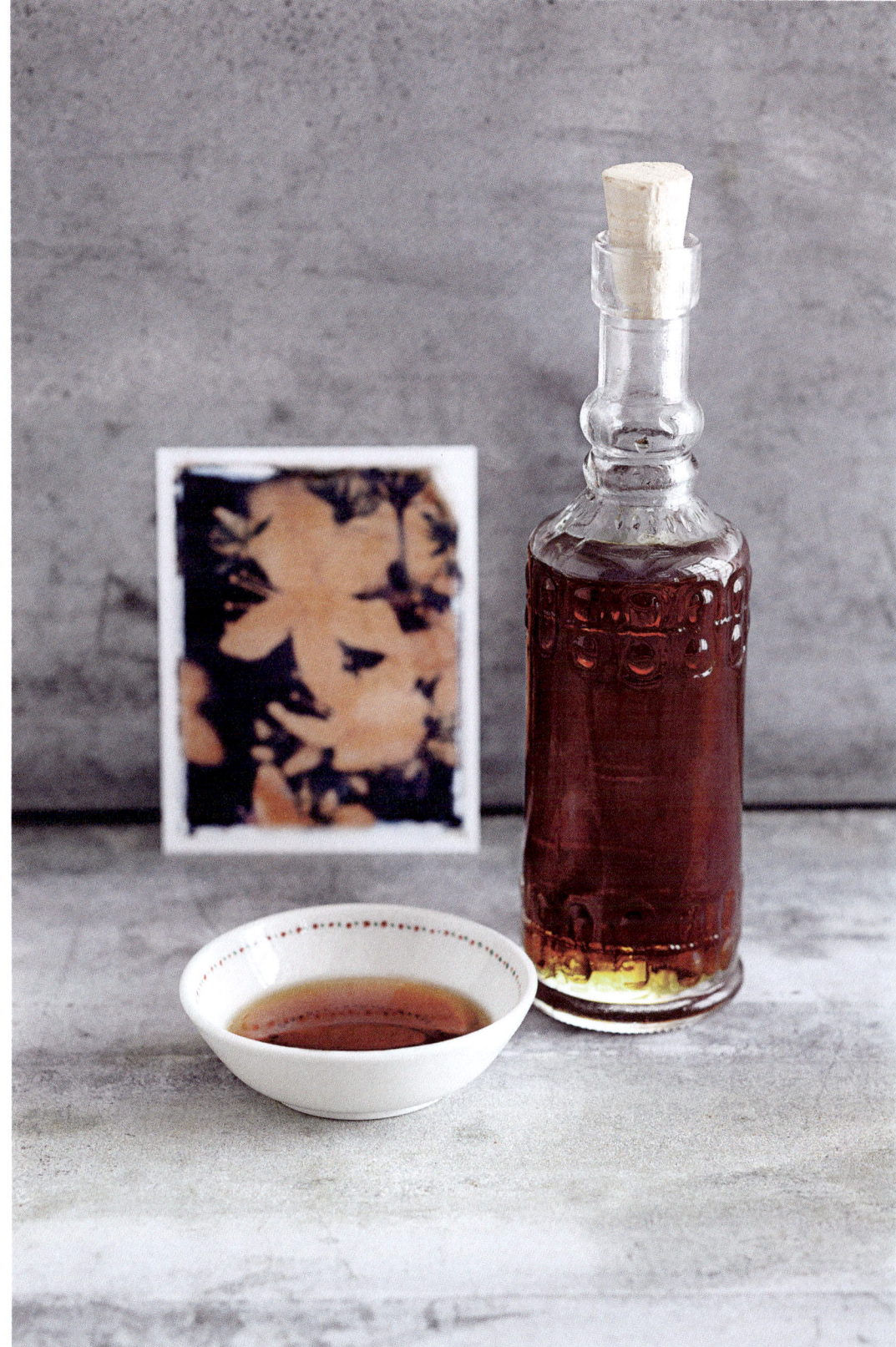

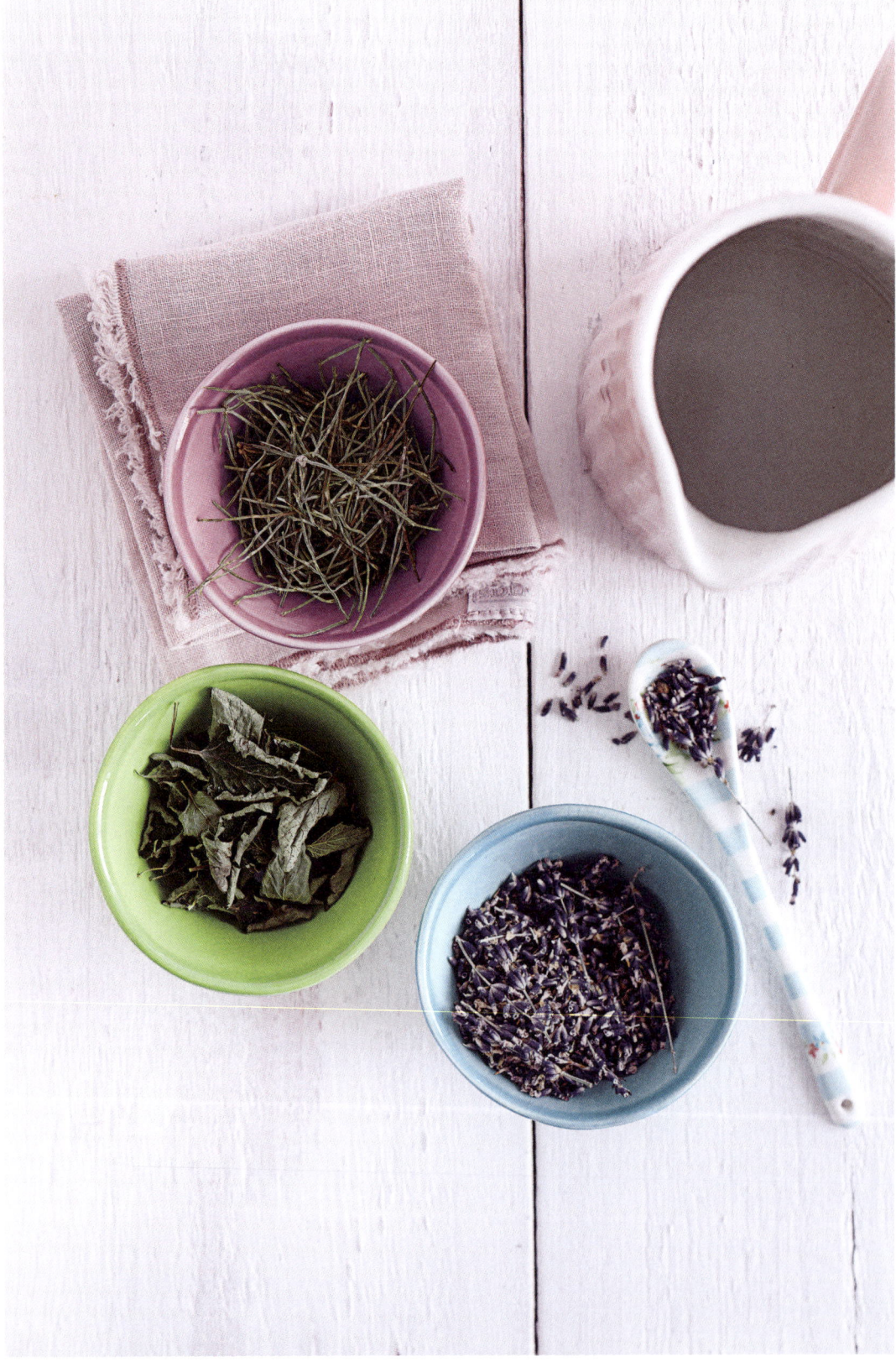

Gesichtswasser bei unreiner Haut

2 g getrocknete Lavendelblüten
2 g getrocknete Melissenblätter
2 g getrockneter Ackerschachtelhalm

1. Lavendelblüten, Melissenblätter und Ackerschachtelhalm mit 200 ml kochendem Wasser übergießen und zugedeckt 15 Minuten ziehen lassen.

2. Den wässrigen Kräuterauszug durch ein Sieb seihen und in ein sauberes Schraubglas oder in eine Sprühflasche abfüllen und etikettieren.

3. Im Kühlschrank aufbewahrt ist das Gesichtswasser fünf Tage haltbar.

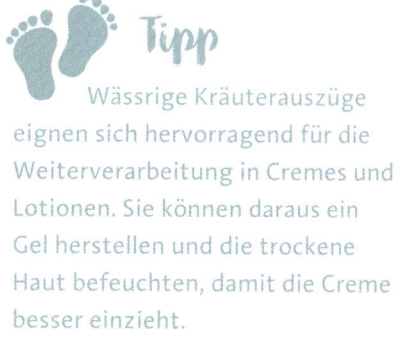

Tipp
Wässrige Kräuterauszüge eignen sich hervorragend für die Weiterverarbeitung in Cremes und Lotionen. Sie können daraus ein Gel herstellen und die trockene Haut befeuchten, damit die Creme besser einzieht.

Gesichtsmaske

1 TL getrocknete und gemahlene
Rosenblüten

1 TL getrocknete und gemahlene
Gänseblümchen

1 TL Weiße Erde

1–2 TL Macadamianussöl

1. Rosenblüten und Gänseblümchen im Mixer oder einer elektrischen Kaffeemühle fein mahlen.

2. Gemahlene Blüten mit der Weißen Erde in einer Schale vermischen und tropfenweise so viel Öl hinzugeben, bis eine gleichmäßige, sämige Konsistenz entsteht.

3. Mit sauberen Händen die Gesichtsmaske auf die feuchte Gesichtshaut auftragen und nach 15–20 Minuten mit einem feuchten Wattebausch sanft abwischen. Bei Bedarf einmal wöchentlich anwenden. Dabei sollte die Maske immer frisch angerührt werden.

Tipp

Besonders hautnährend sind Nachtkerzen- und Weizenkeimöl. Experimentieren Sie gerne, welches Öl Ihnen am ehesten zusagt und Ihre Haut besonders pflegt.

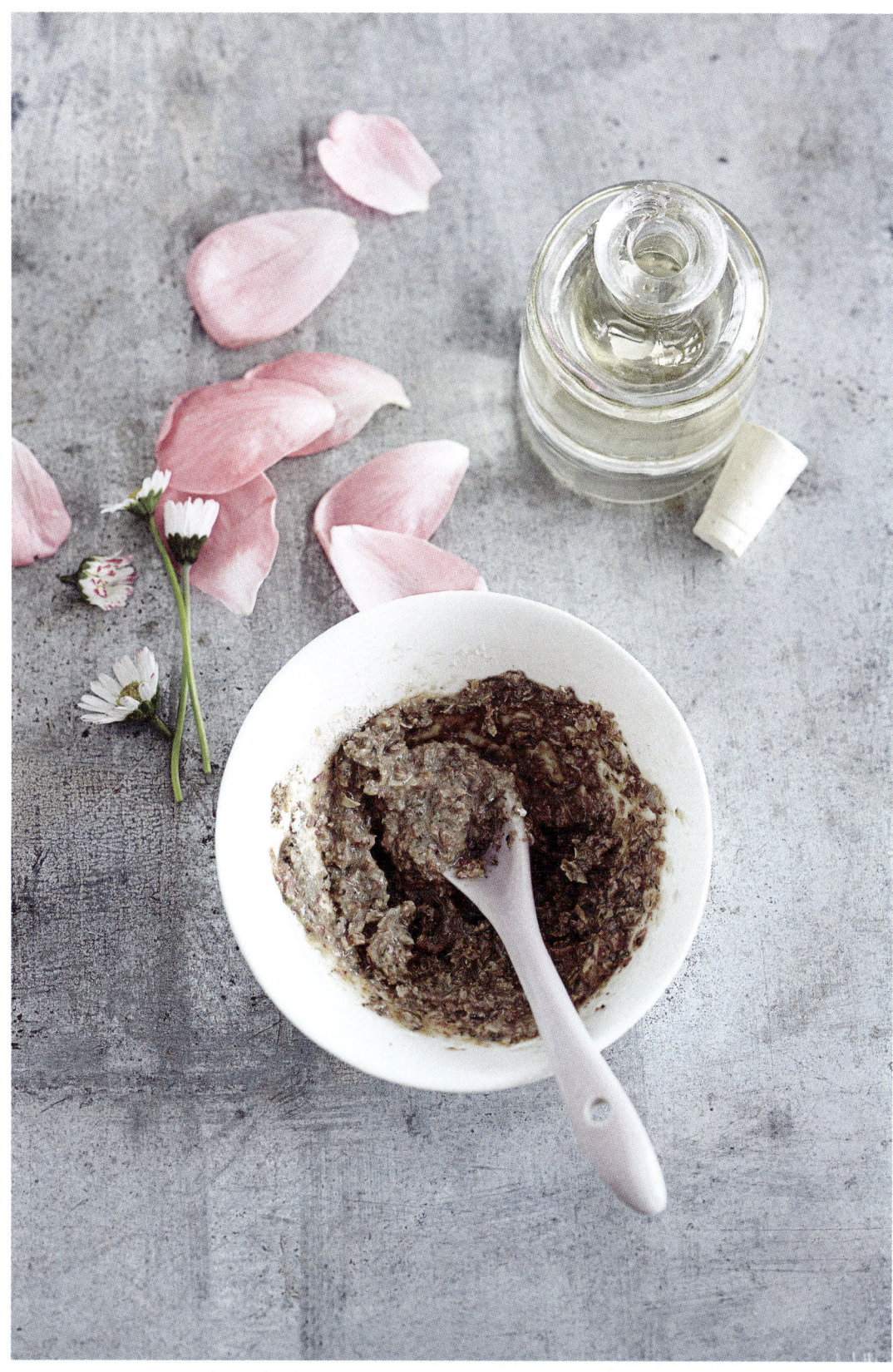

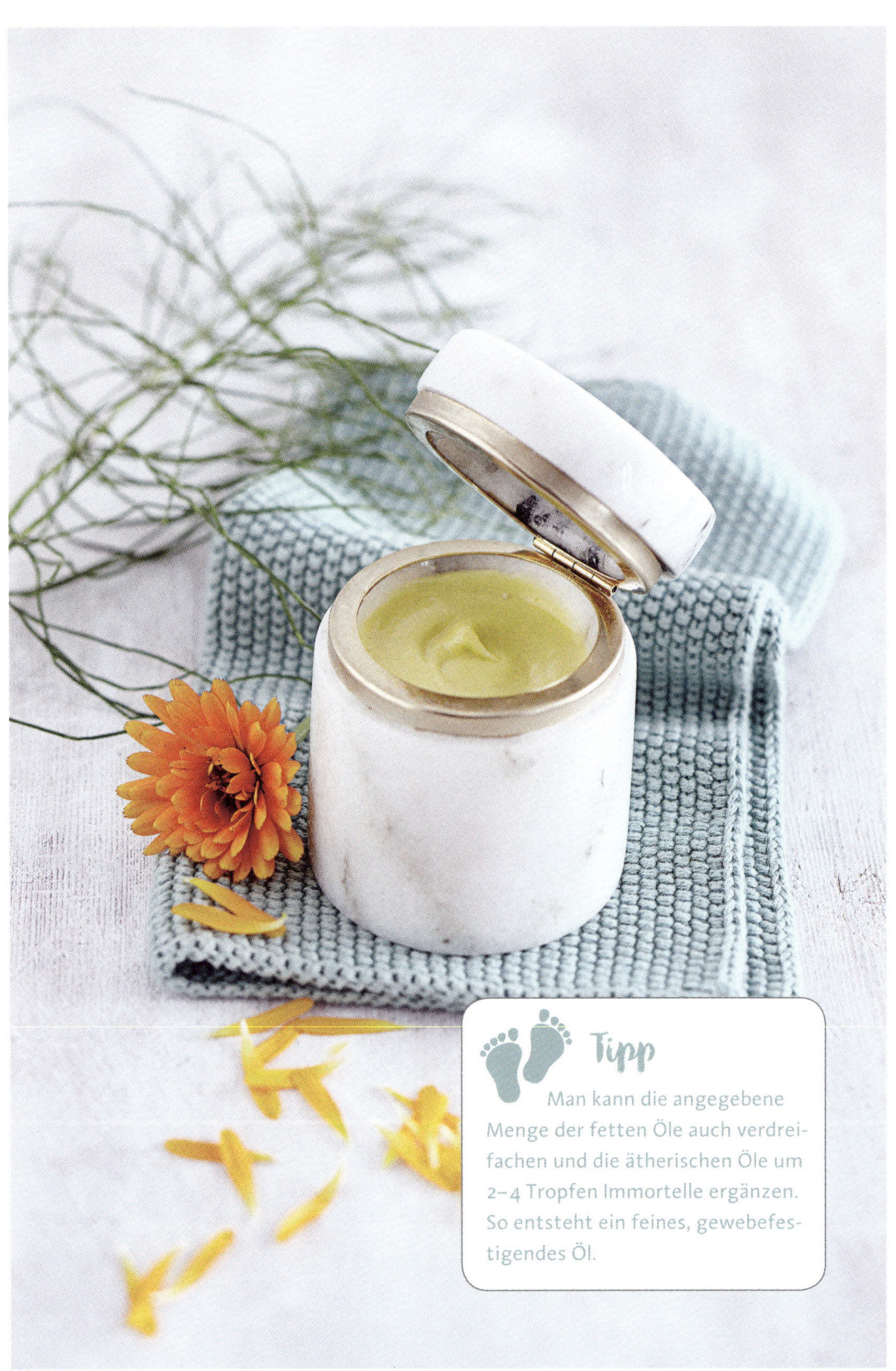

Tipp

Man kann die angegebene
Menge der fetten Öle auch verdrei-
fachen und die ätherischen Öle um
2–4 Tropfen Immortelle ergänzen.
So entsteht ein feines, gewebefes-
tigendes Öl.

Gewebefestigende Creme – Brust, Bauch, Beine

5 g getrockneter Ackerschachtelhalm
3 g getrocknete Ringelblumenblüten
16 g Sheabutter
10 g Weizenkeimöl
5 g Avocadoöl
5 g Aprikosenkernöl
4 g Dermofeel® GSC

Ätherische Öle:
10 Tropfen Zypresse
6 Tropfen Lavendel

1. Ackerschachtelhalm und Ringelblumenblüten mit 60 ml kochendem Wasser übergießen und zugedeckt für 15 Minuten ziehen lassen. Anschließend durch ein Tuch oder ein feines Sieb abseihen und abkühlen lassen.

2. Sheabutter, Weizenkeimöl, Avocadoöl, Aprikosenkernöl und Dermofeel® GSC in einen Glasbecher geben. Den abgekühlten wässrigen Kräuterauszug in einen weiteren Glasbecher geben und beides im Wasserbad erwärmen, bis die Sheabutter und das Dermofeel® geschmolzen sind.

3. Beide Glasbecher aus dem Wasserbad nehmen und unter Rühren die Fette langsam in den wässrigen Auszug gießen. So lange weiterrühren, bis die Creme Zimmertemperatur erreicht hat.

4. Die ätherischen Öle in die Creme rühren und in einen sauberen, etikettierten Tiegel abfüllen.

Für die Mutter

Schwere-Beine-Gel

5–7 Rosskastanien
300 ml 40-prozentiger Alkohol
(z. B. Doppelkorn)
50 ml Rosmarinhydrolat
3,5 g Hydroxyethylcellulose
1 Aloe-Vera-Blatt
10 ml Rosskastanientinktur
(alternativ aus der Apotheke)

Ätherische Öle:
10 Tropfen Wacholderbeere
5 Tropfen Muskatellersalbei

1. Rosskastanien säubern, in grobe Stücke schneiden und in einem Schraubglas mit Alkohol übergießen. Fest verschließen und einmal täglich leicht schütteln. Nach drei Wochen durch ein Tuch abseihen, in Tinkturflaschen abfüllen und dunkel lagern.

2. Rosmarinhydrolat in eine Schale geben und die Hydroxyethylcellulose darüberstreuen, kurz anquellen lassen und dann mit einem Spatel verrühren.

3. Das innere, durchsichtige Gel aus dem Aloe-Vera-Blatt mit einem Messer herausschaben, durch ein Sieb drücken und unter das Rosmarinhydrolat mischen.

4. Die Rosskastanientinktur und die ätherischen Öle in das Rosmaringel geben und unterrühren.

5. Das fertige Gel in einen sauberen Tiegel abfüllen. Haltbarkeit: im Kühlschrank zwei bis drei Wochen.

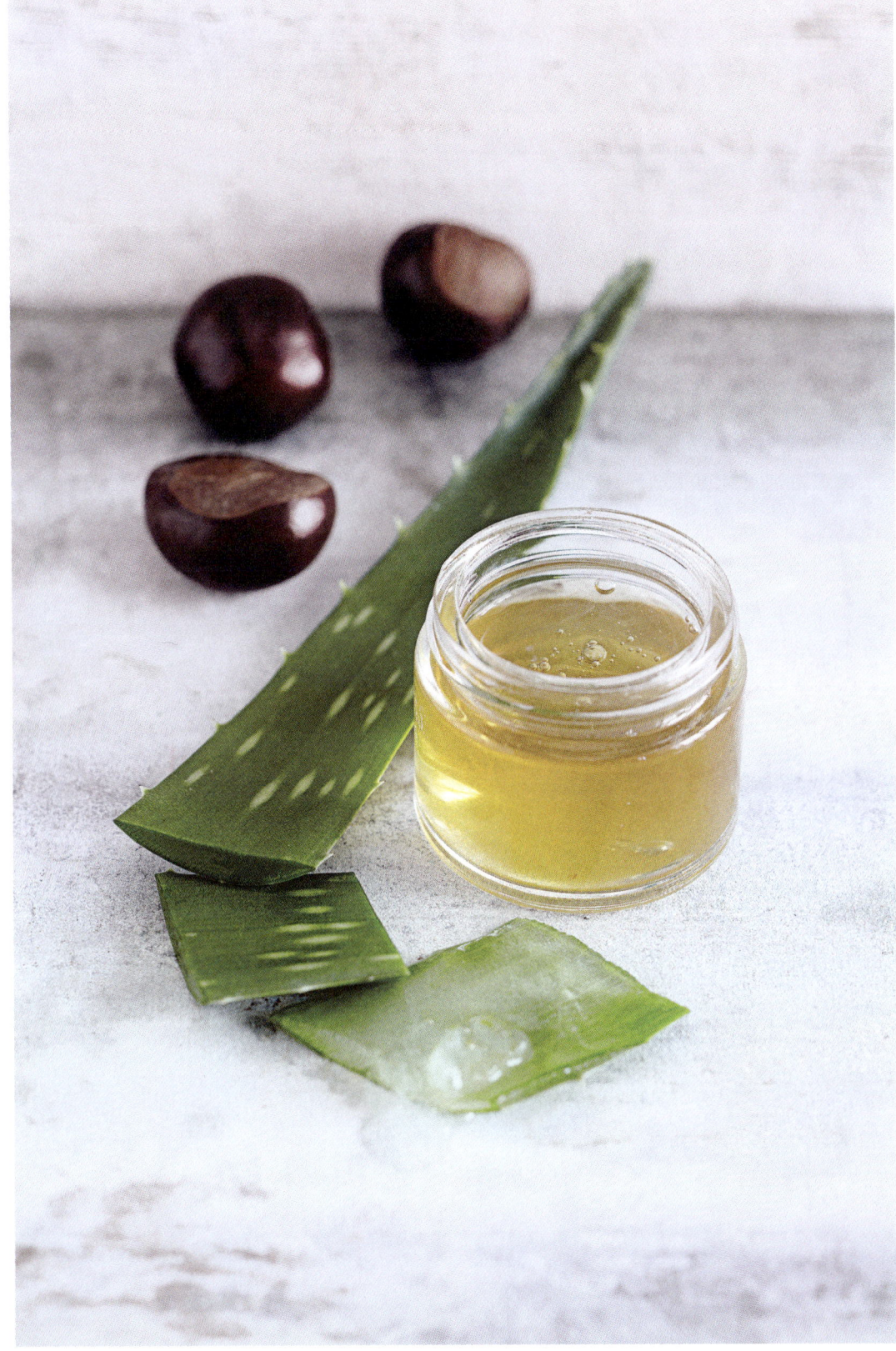

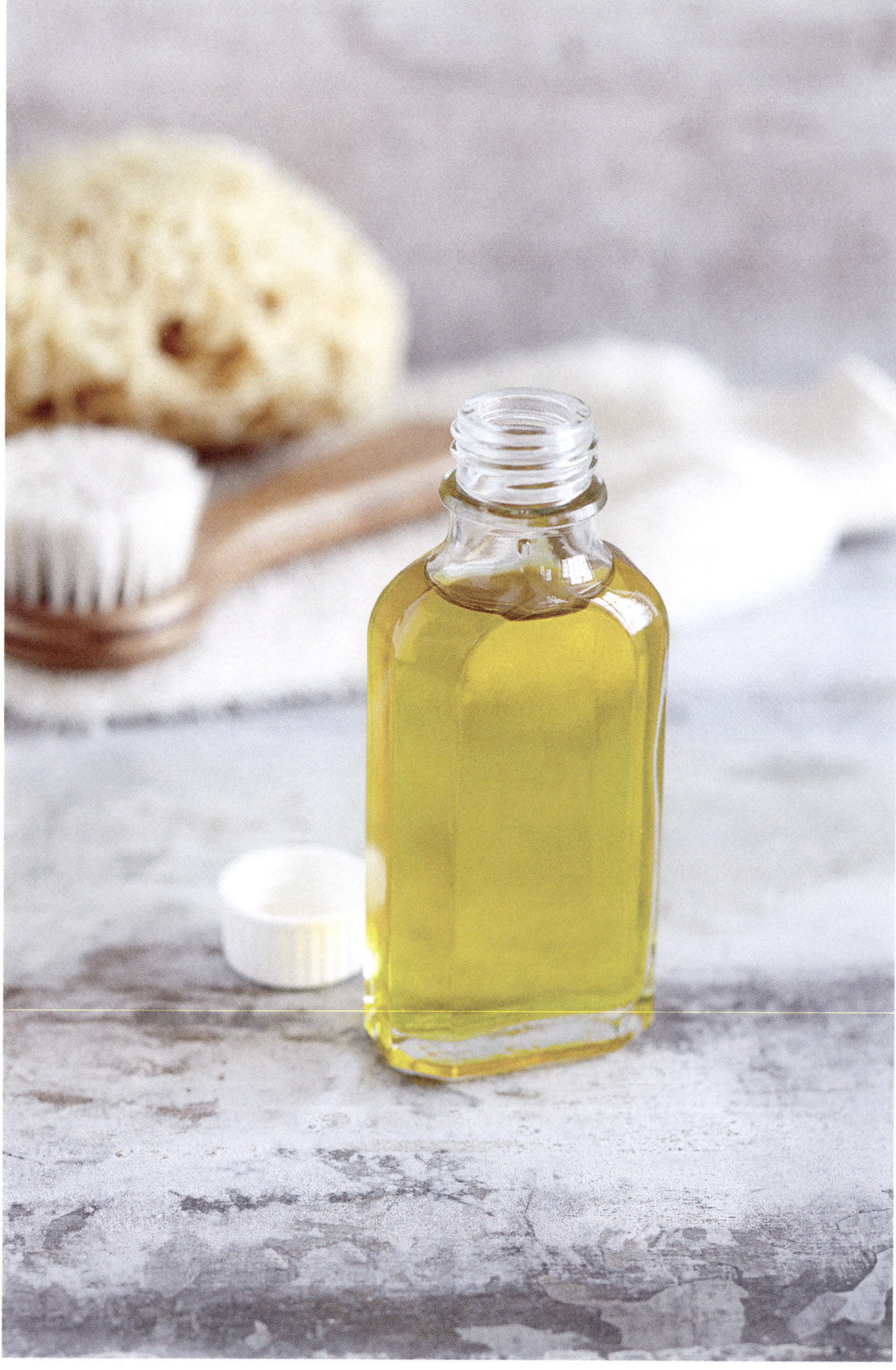

Venen- und Lymphgel

1 Handvoll frische Ringelblumenblüten
300 ml Mandelöl
100 ml Ringelblumenöl

Ätherische Öle:
15 Tropfen Rosengeranie
5 Tropfen Cistrose

1. Die Ringelblumenblüten nach der Ernte für einige Stunden anwelken lassen und anschließend mit den Händen halbieren. Die Blüten in ein großes Schraubglas geben, mit Mandelöl übergießen und im Wasserbad bei geringer Hitze (das Wasser darf nicht kochen) 6–8 Stunden ziehen lassen. Decken sie das Schraubglas mit einem Papiertuch ab, sodass während des Ausziehens nichts in das Öl gelangen kann.

2. Die Ringelblumenblüten auf Zimmertemperatur abkühlen lassen, anschließend durch ein Sieb abseihen und in ein sauberes, verschließbares Glas füllen.

3. 100 ml Ringelblumenöl in eine Glasflasche füllen, Rosengeranie und Cistrose hineintropfen, verschließen und schütteln.

Tipp

Ölmazerate sind etwa zwei Jahre haltbar und eignen sich hervorragend zur weiteren Verwendung für Lotionen und Gesichtscremes.

Anti-Kopfschmerz-Roll-on

10 ml Jojobaöl

Ätherische Öle:
8 Tropfen Pfefferminz
8 Tropfen Zitrone

1. Einen leeren Roll-on bis zur Hälfte mit Jojobaöl auffüllen.

2. Die ätherischen Öle hineingeben

3. Mit dem verbleibenden Jojobaöl auffüllen, den Roll-on verschließen und gut durchschütteln. Bei Kopfschmerzen Nacken und Schläfen einreiben.

Wichtig: Den Roll-on nicht in die Nähe von Babys und Kleinkindern bis drei Jahre bringen!

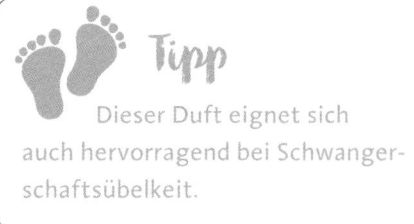

Tipp

Dieser Duft eignet sich auch hervorragend bei Schwangerschaftsübelkeit.

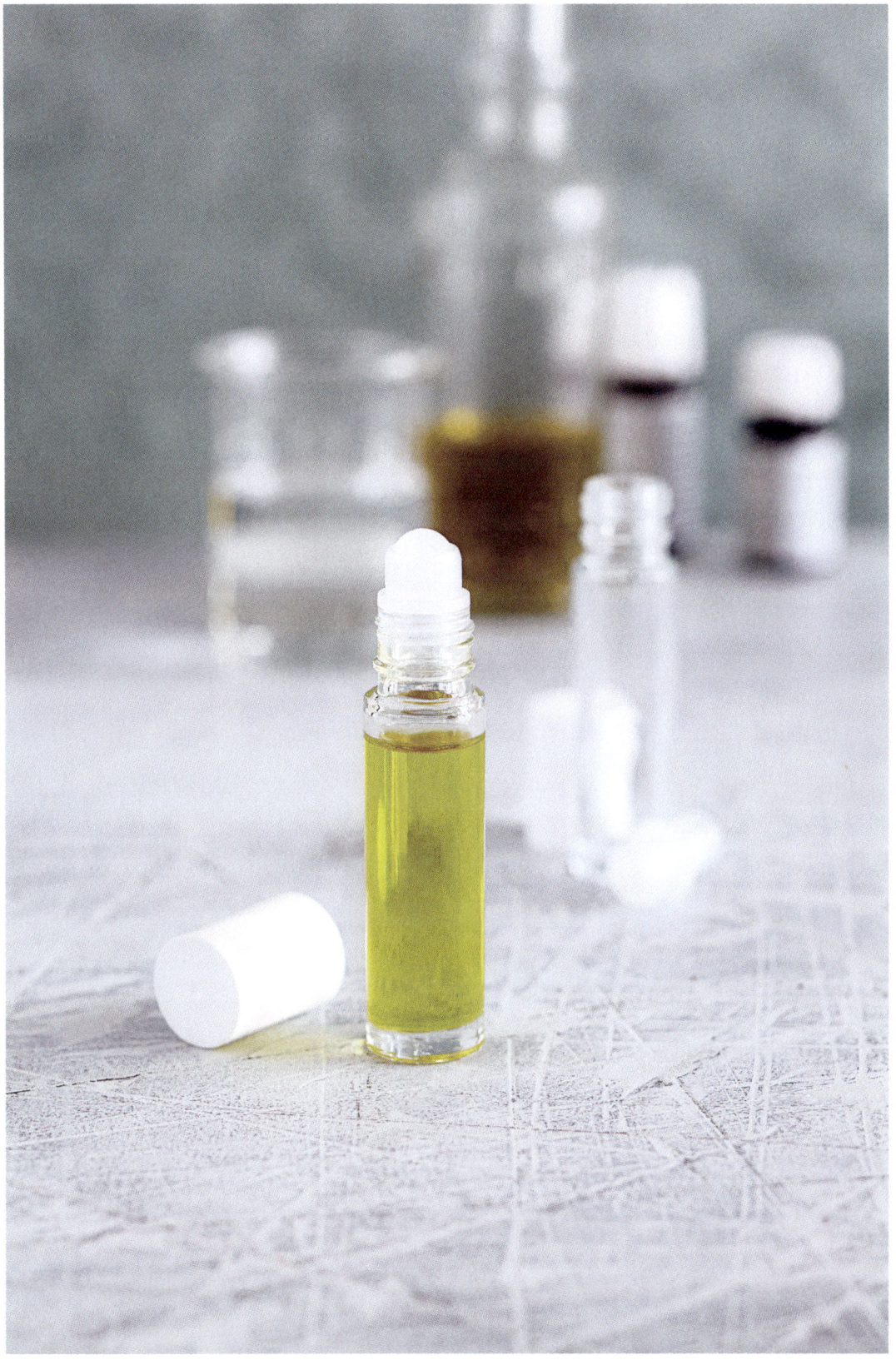

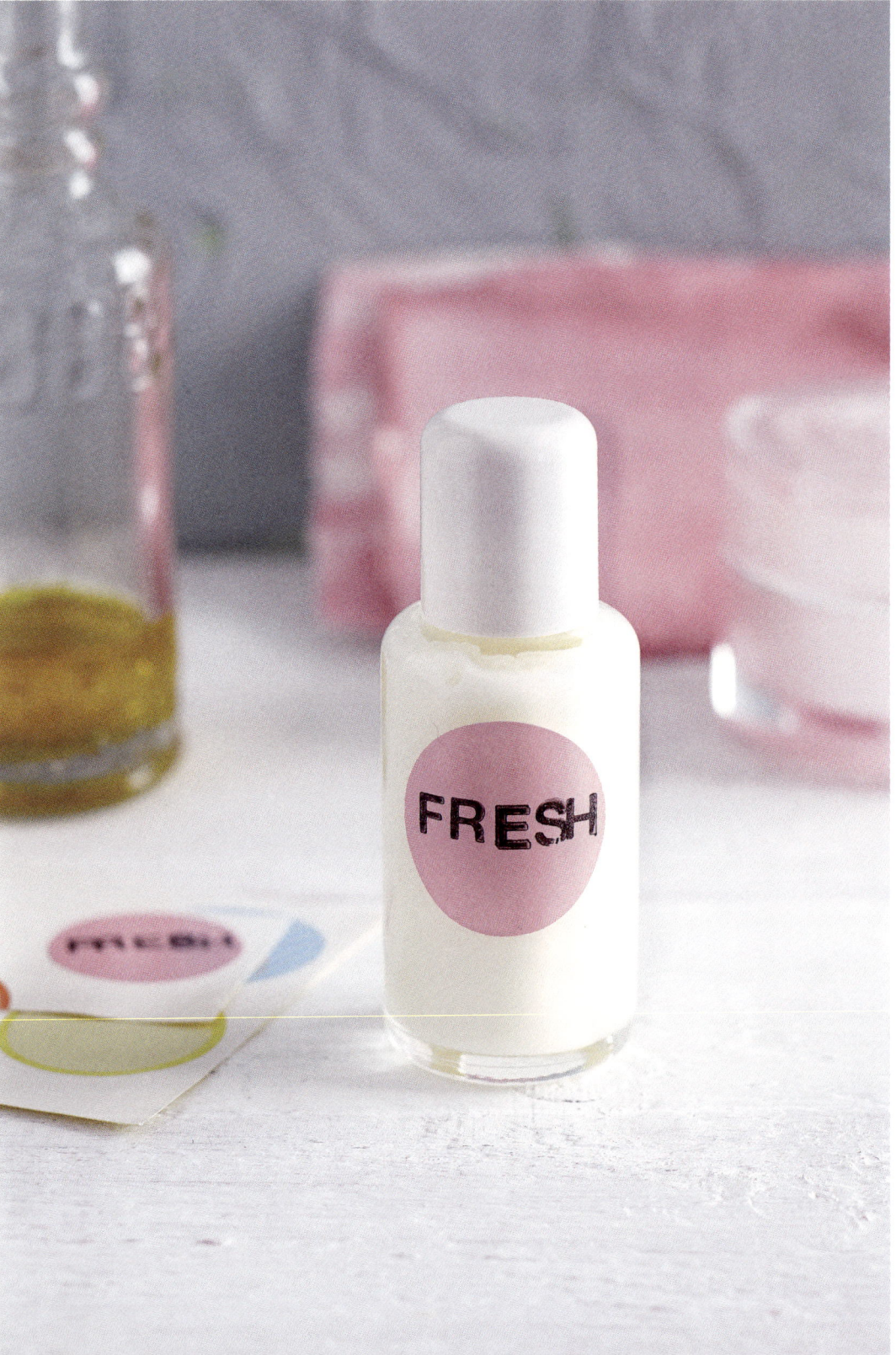

Körpercreme

8 g Jojobaöl
8 g Macadamianussöl
10 g Kakaobutter
5 g Dermofeel® GSC
60 g Lavendelhydrolat

Ätherische Öle:

10 Tropfen Muskatellersalbei
6 Tropfen Palmarosa
4 Tropfen Zedernholz

1. Jojobaöl, Macadamianussöl, Kakaobutter und Dermofeel® GSC in einen Glasbecher geben. Das Lavendelhydrolat in einen weiteren Glasbecher füllen.

2. Die jeweiligen Glasbecher mit den Fetten und dem Lavendelhydrolat im Wasserbad erwärmen, bis die Kakaobutter und das Dermofeel® geschmolzen sind.

3. Beide Glasbecher aus dem Wasserbad nehmen und unter Rühren das Hydrolat in die Fette hineingeben. So lange weiterrühren, bis die Creme auf Raumtemperatur abgekühlt ist.

4. Nun die ätherischen Öle hineintropfen, gut umrühren, die Creme in eine saubere Dose füllen und etikettieren.

Tipp

Experimentieren Sie mit Hydrolaten oder wässrigen Kräuterauszügen, die immer für den wässrigen Anteil in einer Creme austauschbar sind.

Körperbutter

40 g Sheabutter
30 g Kakaobutter
30 g Kokosfett
25 g Bienenwachs

Ätherische Öle:
6 Tropfen Lavendel
3 Tropfen Ylang-Ylang
3 Tropfen Linaloeholz
3 Tropfen Palmarosa

1. Alle Fette und das Bienenwachs in ein Schraubglas geben und im Wasserbad langsam zum Schmelzen bringen. Bienenwachs benötigt immer etwas mehr Zeit als viele andere Fette.

2. Nachdem alle Fette geschmolzen sind, die ätherischen Öle hineintropfen und gut umrühren.

3. Die flüssigen Fette in Formen gießen wie beispielsweise kleine Silikonförmchen.

4. Die Förmchen für 6 Stunden in den Kühlschrank zum Aushärten legen. Die fertige Körperbutter herausnehmen und in einem Schraubglas aufbewahren. So ist sie etwa zwölf Monate haltbar.

Tipp

Eine schnell zubereitete Geschenkidee, die sich auch mit ätherischen Ölen wie Rosenholz, Benzoe Siam und Mandarine herstellen lässt.

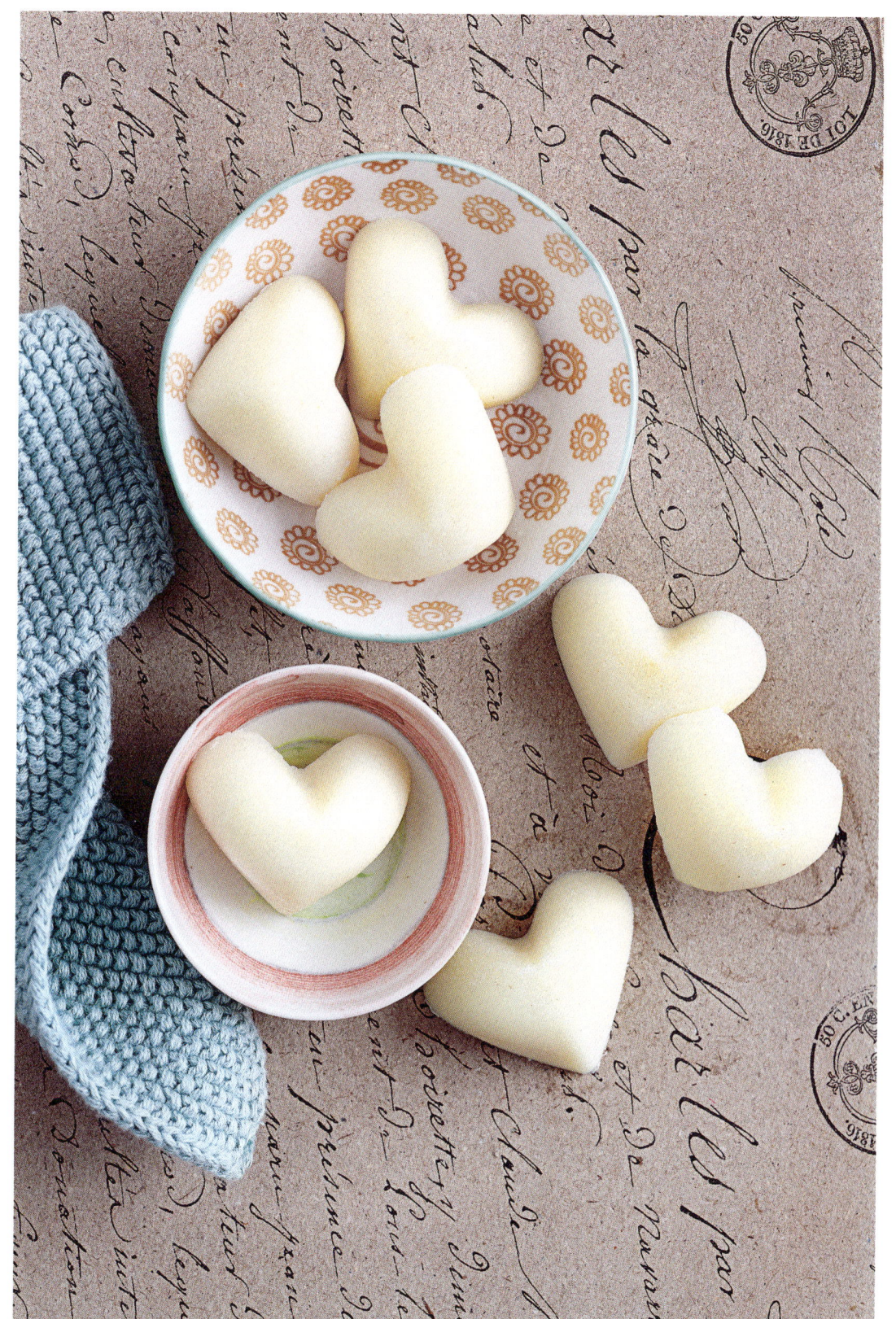

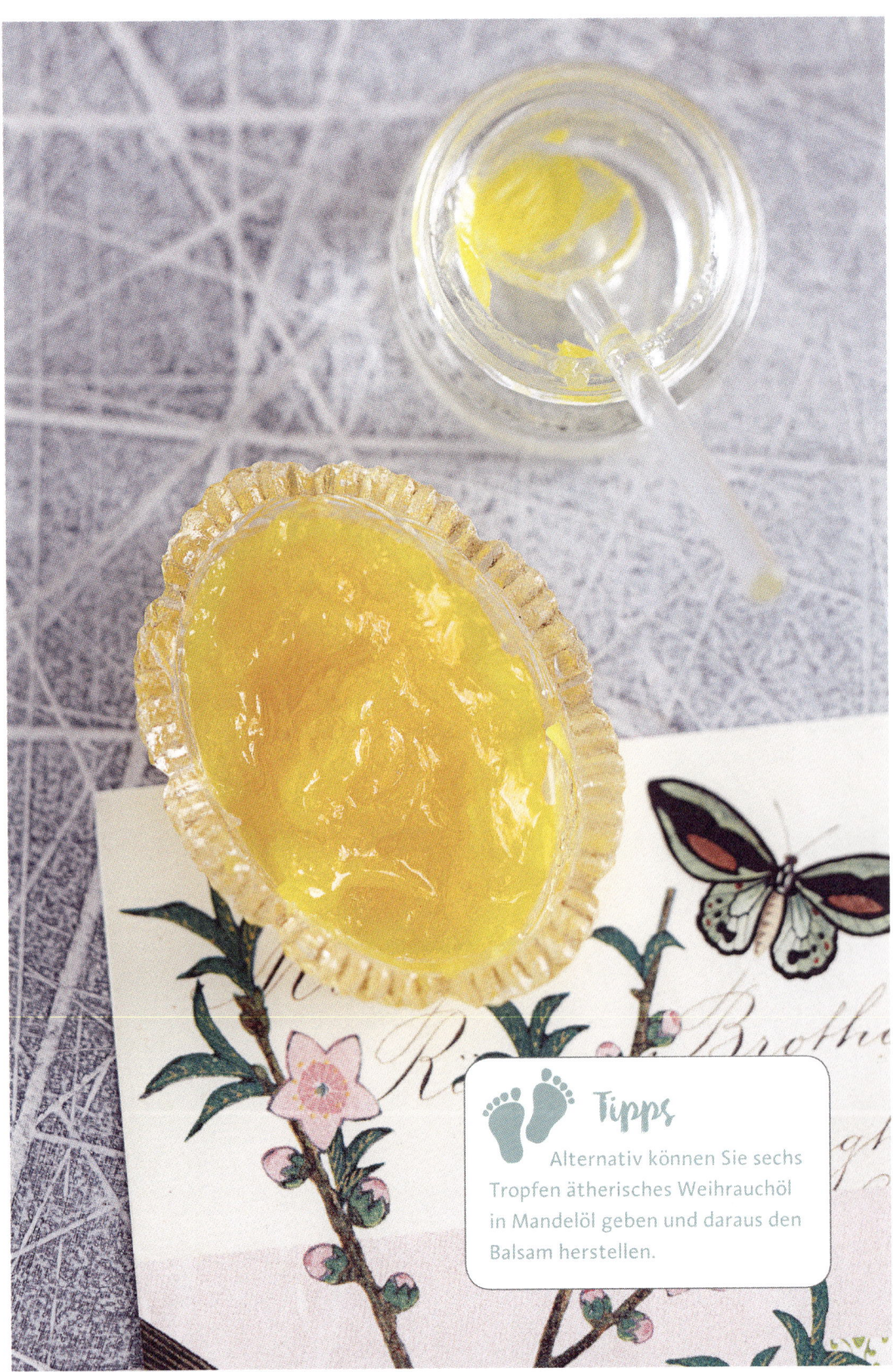

Tipps

Alternativ können Sie sechs Tropfen ätherisches Weihrauchöl in Mandelöl geben und daraus den Balsam herstellen.

Brustwarzen-Balsam

10 g Weihrauchstückchen
50 g Mandelöl

2,5 g Bienenwachs
15 Tropfen Sanddornkernöl

1. Weihrauchstückchen in einer Kaffeemühle oder in einem Mörser klein mahlen. Anschließend in ein sauberes Schraubglas geben, mit Mandelöl auffüllen und gut umrühren, sodass der Weihrauch vollkommen mit dem Öl benetzt ist.

2. Das Schraubglas mit dem Weihrauch im Öl im Wasserbad 6 Stunden unter niedriger Temperatur ziehen lassen. Damit von außen kein Schmutz eindringt, das Glas mit einem Papiertuch abdecken und zwischendurch mit einem Glasspatel umrühren.

3. Anschließend den Weihrauch durch ein feines Baumwolltuch abseihen und das fertige Weihrauchöl in eine verschließbare Glasflasche füllen.

4. 25 g Weihrauchöl abmessen, mit dem Bienenwachs in ein Becherglas geben und im Wasserbad zum Schmelzen bringen.

5. Nachdem das Bienenwachs im Öl geschmolzen ist, das Sanddornkernöl hineintropfen und gut umrühren.

6. Den Glasbecher aus dem Wasserbad nehmen und das fertige, noch flüssige Öl in einen Glastiegel füllen und mit einem Papiertuch abdecken, bis sich das Öl zu einem Balsam verfestigt hat und abgekühlt ist. Anschließend mit dem Deckel verschließen und etikettieren. Dunkel gelagert ist der Balsam bis zu zwei Jahre haltbar.

Für die Mutter

Schüttel-Handcreme

20 ml Avocadoöl
10 ml Hagebuttenkernöl
4 g Bienenwachs
13 ml Lavendelhydrolat

Ätherische Öle:
4 Tropfen Litsea
2 Tropfen Palmarosa
2 Tropfen Lavendel fein

1. Avocadoöl, Hagebuttenkernöl und Bienenwachs in einen Glasbecher füllen.

2. Das Lavendelhydrolat in ein Schraubglas gießen.

3. Beide Gläser in ein Wasserbad stellen und so lange erwärmen, bis das Bienenwachs vollständig geschmolzen ist.

4. Beide Gläser aus dem Wasserbad nehmen und das Öl mit dem geschmolzenen Bienenwachs in das Schraubglas zum Lavendelhydrolat gießen.

5. Sofort das Schraubglas gut verschließen und kräftig schütteln. Gegebenenfalls den Deckel kurz öffnen, um entstehenden Luftdruck entweichen zu lassen. Sofort für etwa 5 Minuten weiter schütteln, bis die Creme handwarm ist und eine gute Konsistenz erreicht hat.

6. Nun die ätherischen Öle untermischen und die fertige Creme in einen Tiegel füllen und etikettieren.

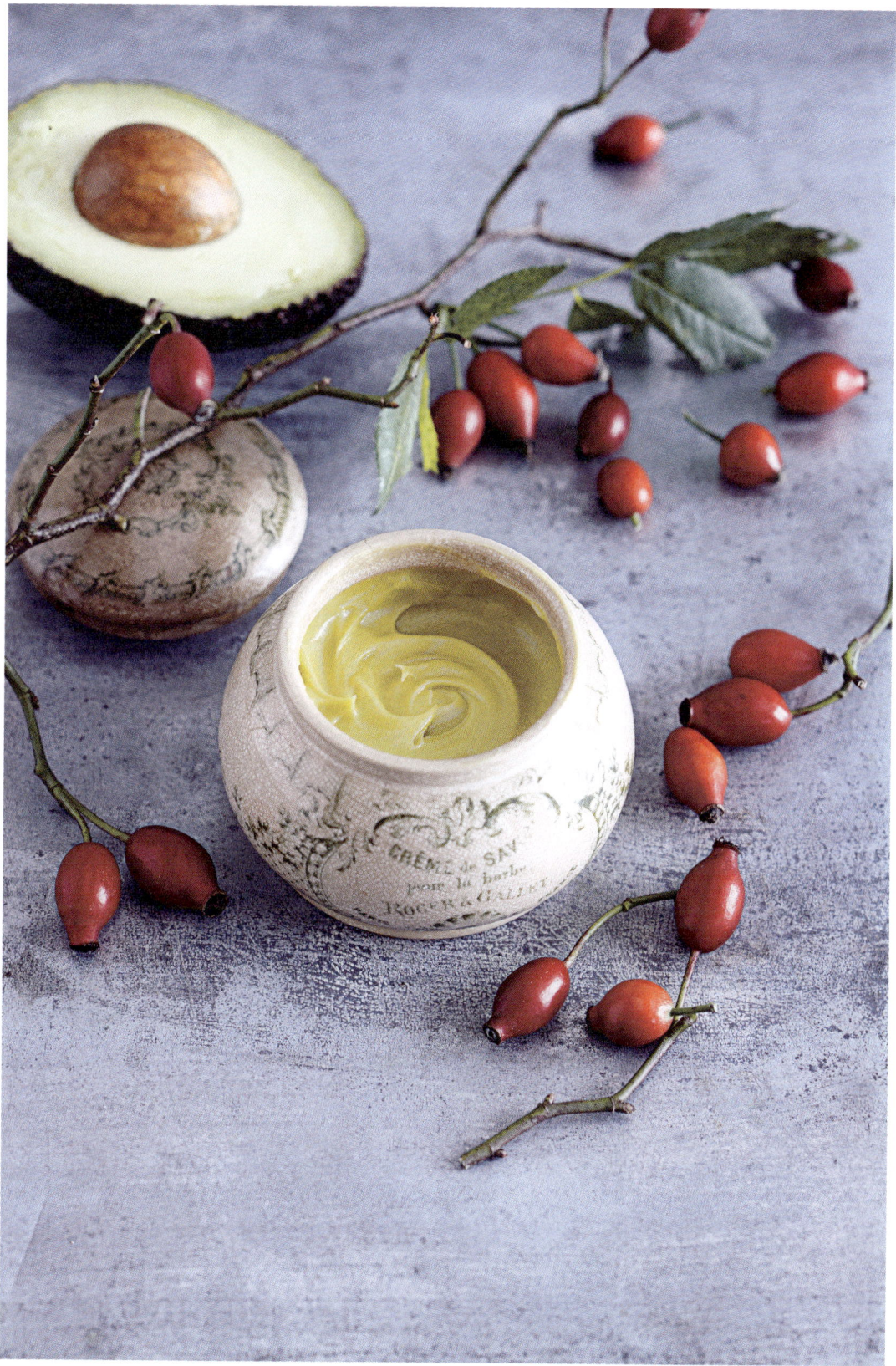

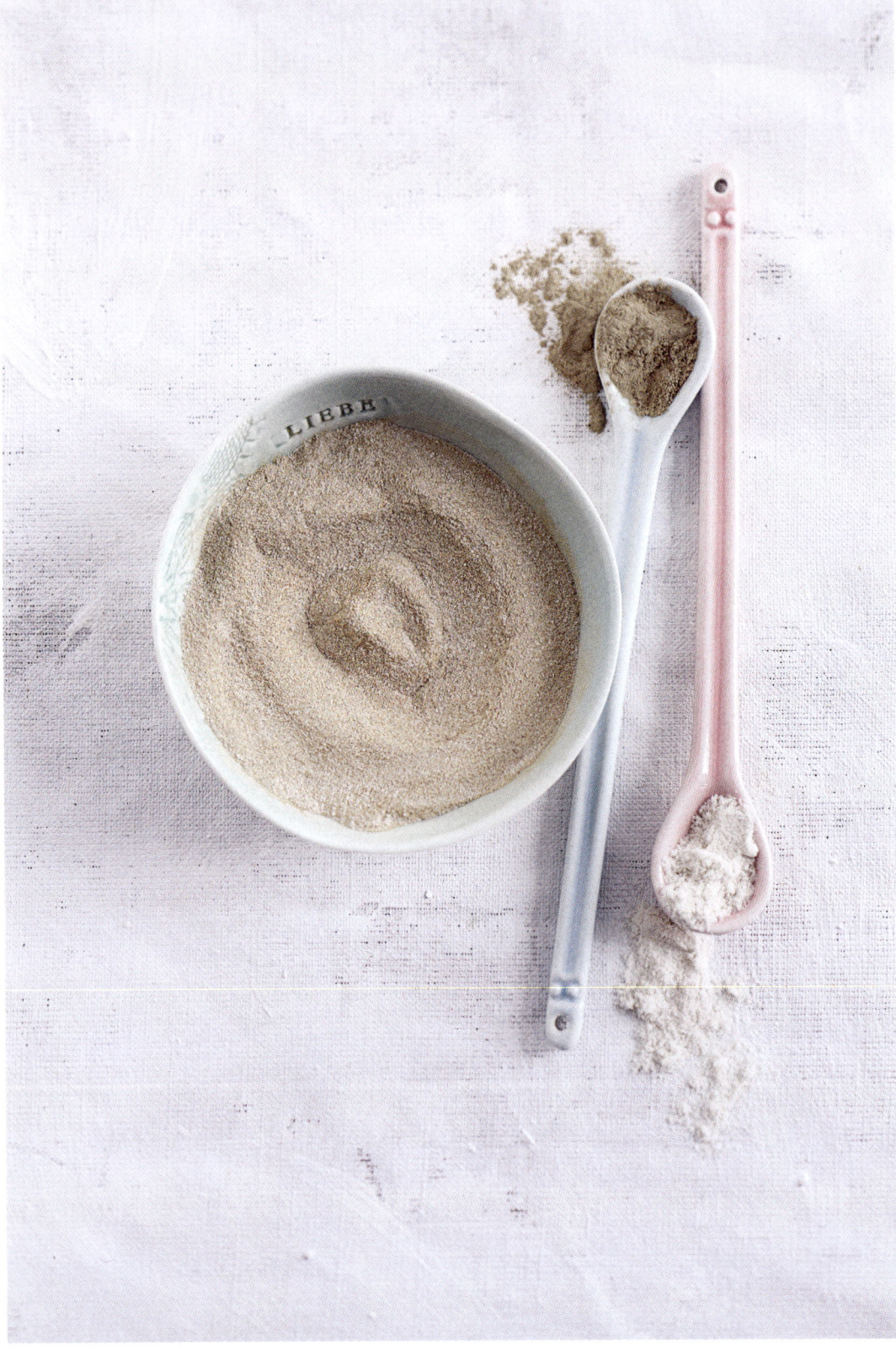

Sanftes Gesichts- und Körperpeeling

30 g Reismehl
15 g Luvos Heilerde 2
1 TL Mandelöl

Ätherische Öle:
2 Tropfen Rosengeranie

1. Reismehl und Heilerde in eine Schale geben und mit einem Spatel oder Löffel vermischen.

2. Tropfenweise so viel Wasser hinzugeben, bis ein sich gut verteilender Brei entsteht.

3. Mandelöl und ätherische Öle untermischen.

Wichtig: Das Peeling sollte immer frisch zubereitet und nicht häufiger als höchstens einmal wöchentlich verwendet werden.

Tipp

Auf die feuchte Haut aufgetragen, hinterlässt es ein samtig weiches Gefühl. Aufgrund des rückfettenden Mandelöls ist ein anschließendes Eincremen nicht nötig.

Für die Mutter

Lippenbalsam

6 g Bienenwachs
5 g Sheabutter
13 g Hagebuttenkernöl

Ätherische Öle:
4 Tropfen Mandarine

1. Bienenwachs, Sheabutter und Hagebuttenkernöl in einen Glasbecher geben und im Wasserbad sanft erwärmen, bis alles klar geschmolzen ist.

2. Das ätherische Mandarinenöl hineintropfen, umrühren und anschließend den Glasbecher aus dem Wasserbad nehmen.

3. Die flüssigen Fette in leere Lippenstifthülsen oder in kleine Tiegel füllen und im Kühlschrank 2 Stunden aushärten lassen.

Tipp

Ätherisches Mandarinenöl lässt sich sehr gut mit Benzoe Siam kombinieren. Für besonders empfindliche Lippen die Mandarine gegen ätherisches Karottensamenöl austauschen.

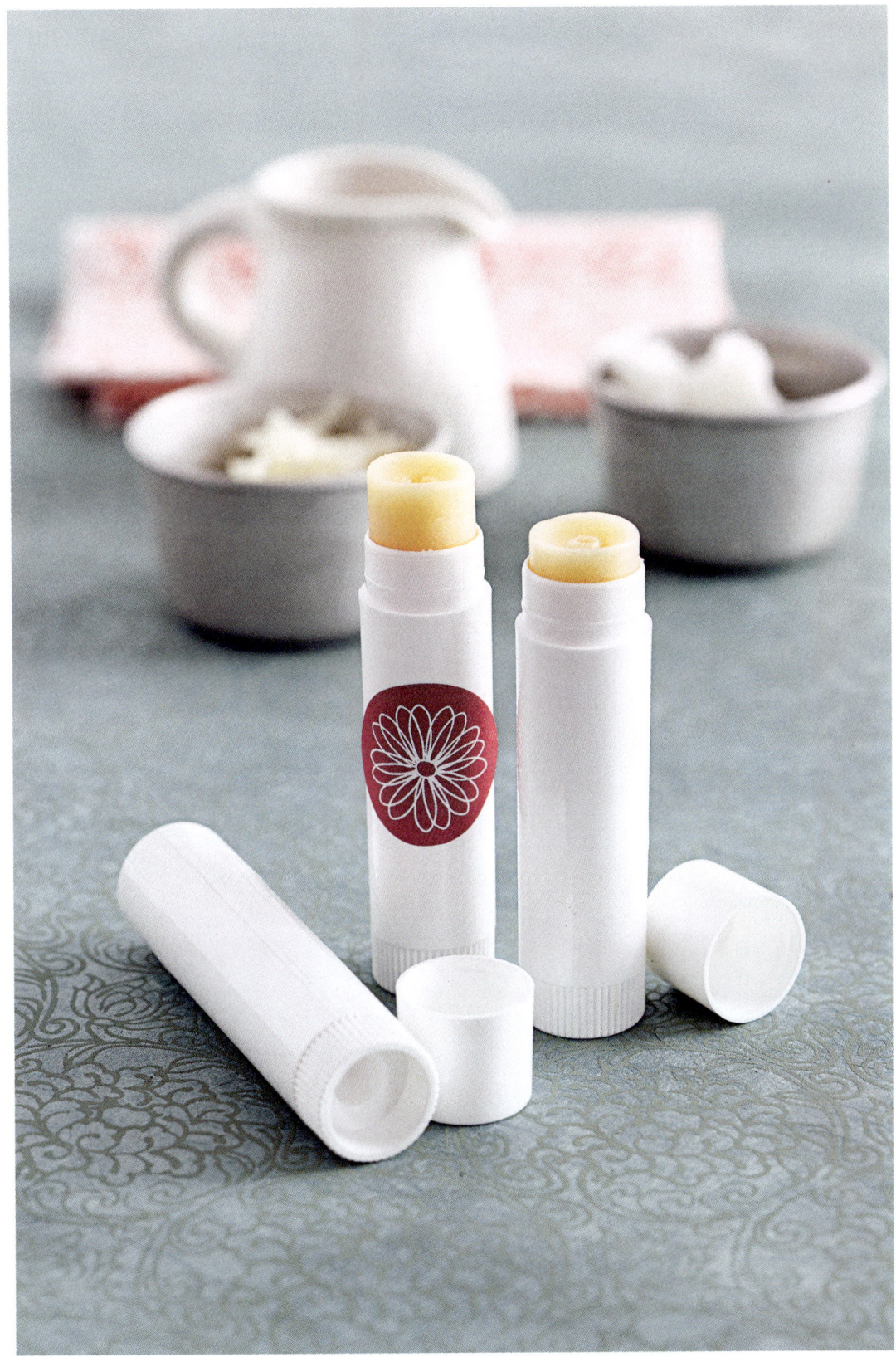

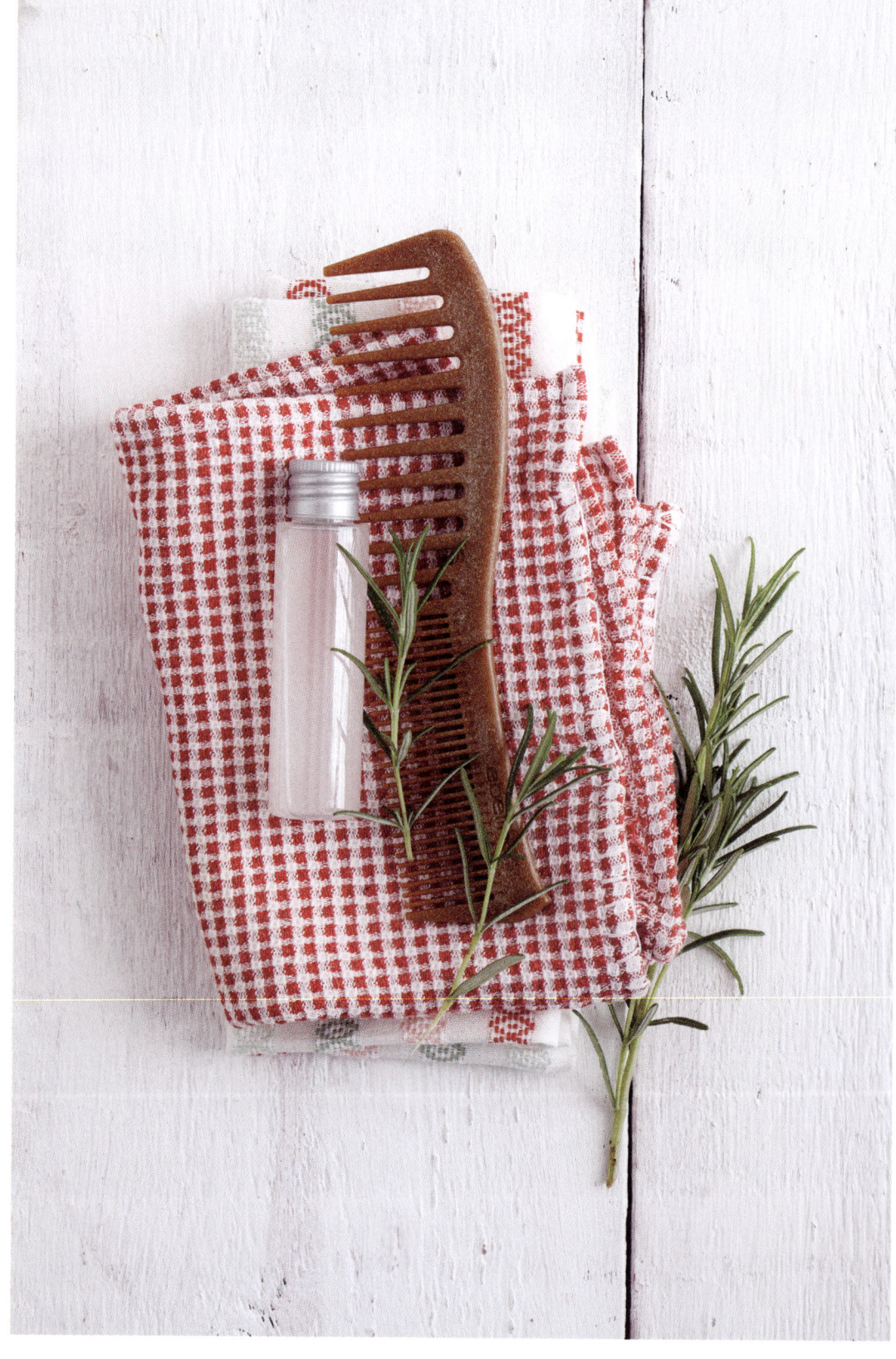

Haarshampoo

80 ml Rosmarinhydrolat
4 g Hydroxiethylcellulose
10 ml Dermofeel® G 10 LW (Tensid)

Ätherische Öle:
7 Tropfen Rosmarin

1. Rosmarinhydrolat in eine Schale geben, die Hydroxyethylcellulose darüberstreuen, kurz anquellen lassen und mit einem Spatel umrühren, sodass ein gleichmäßiges Gel entsteht.

2. Dermofeel® G 10 LW in einen Glasbecher geben, das ätherische Rosmarinöl hineintropfen und sanft mit einem Spatel umrühren.

3. Das zum Gel angedickte Rosmarinhydrolat unter sanftem Rühren in den Glasbecher geben. Anschließend in eine Glasflasche mit Spender füllen.

Tipp

Fügen Sie bei besonders trockener und empfindlicher Kopfhaut 1 TL Avocadoöl in das Tensid, bevor Sie es mit dem Hydrolatgel vermischen.

Rückfettendes Duschgel

85 g Lavendelhydrolat (alternativ
    wässriger Lavendelauszug)
5 g Hydroxyethylcellulose
15 g Dermofeel® G 10 LW
2,5 g Jojobaöl
2,5 g Avocadoöl

Ätherische Öle:
10 Tropfen Palmarosa
6 Tropfen Elemi

1. Lavendelhydrolat in eine Schale gießen und die Hydroxyethylcellulose darüberstreuen, zu einem Gel andicken und sanft mit einem Spatel umrühren.

2. Dermofeel® G 10 LW mit dem Jojobaöl, Avocadoöl und den ätherischen Ölen in einen Glasbecher geben und mit einem sauberen Spatel sanft verrühren.

3. Das zum Gel angedickte Lavendelhydrolat unter sanftem Rühren zu den vermischen Ölen mit dem Dermofeel® geben und alles mit einem Spatel sanft verrühren, bis eine einheitliche Konsistenz entsteht.

4. In eine Glasflasche abfüllen.

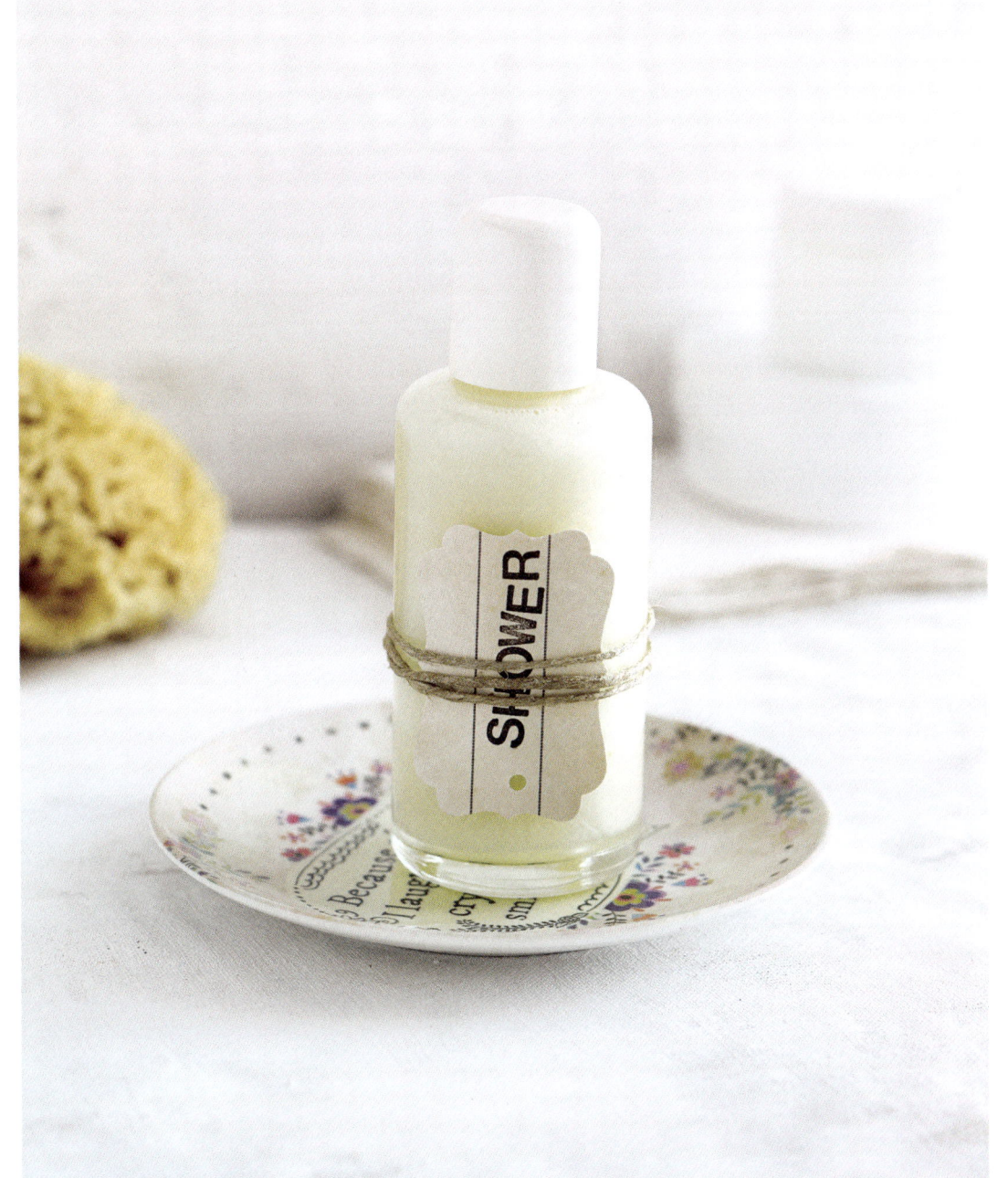

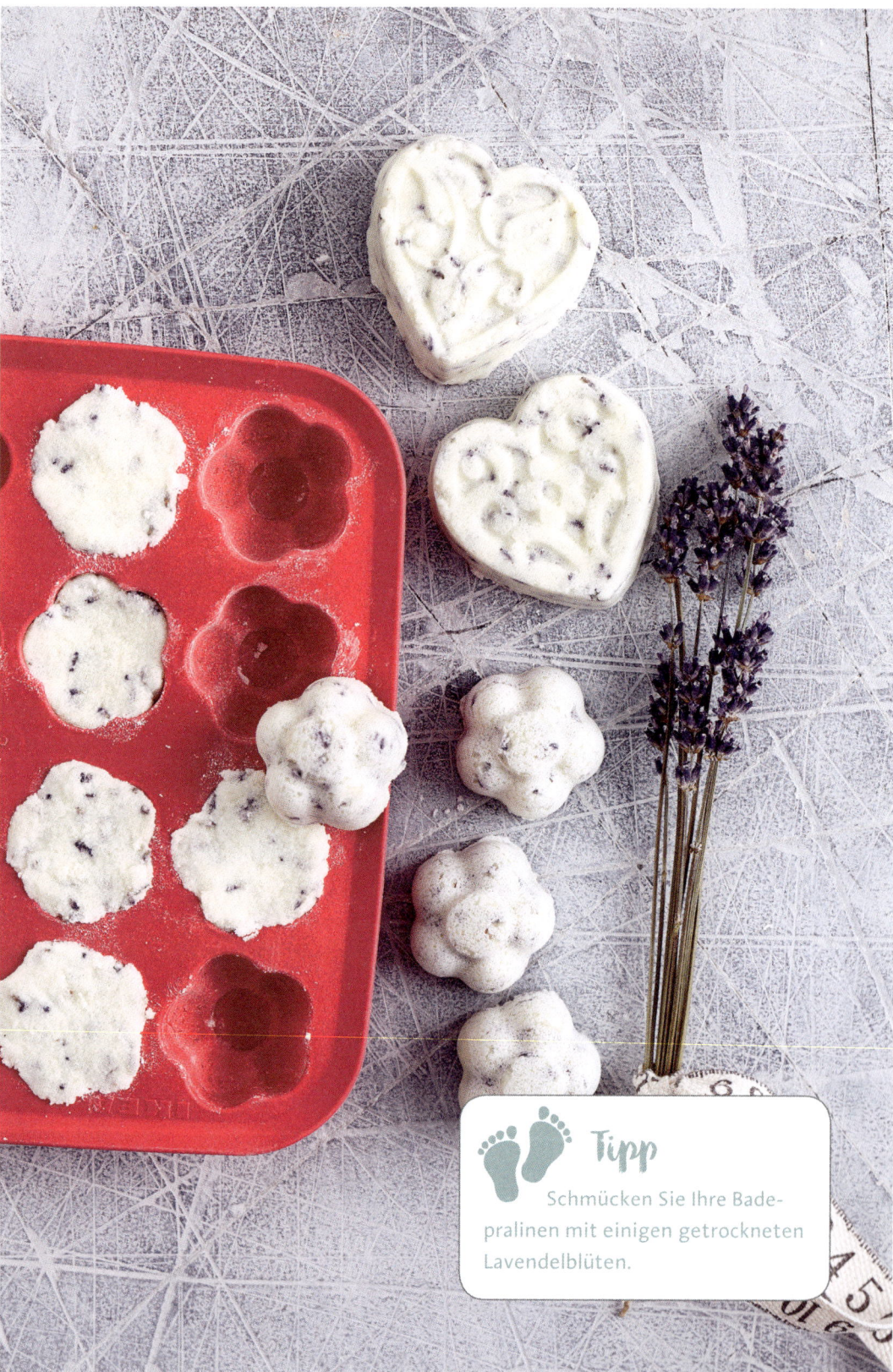

Tipp

Schmücken Sie Ihre Bade-
pralinen mit einigen getrockneten
Lavendelblüten.

Badepralinen

100 g Natron
100 g Zitronensäure
80 g Stärke
50 g Milchpulver
40 g Kakaobutter
25 g Mandelöl

Ätherische Öle:
10 Tropfen Lavendel
5 Tropfen Muskatellersalbei
10 Tropfen Benzoe Siam
(alternativ Vanille)

1. Natron mit der Zitronensäure, der Stärke und dem Milchpulver in einer großen Schale mit zwei Löffeln oder den Händen gut vermischen. Die Mischung darf in dieser Phase noch nicht mit Wasser in Kontakt kommen.

2. Die Kakaobutter mit dem Mandelöl in einen Glasbecher geben und im Wasserbad schmelzen.

3. Den Glasbecher aus dem Wasserbad nehmen, die ätherischen Öle hinzufügen und gut umrühren.

4. Die geschmolzene Kakaobutter mit den Ölen in kleinen Portionen in die Schale zum Natron und den übrigen Zutaten gießen. Nicht alles auf einmal hineinschütten. Zwischendurch mit den Händen die Masse gut verrühren, bis sich ein fester Teig bildet.

5. Mit den Händen die Mischung in Silikonförmchen füllen und zum Aushärten für etwa 2 Stunden in den Kühlschrank stellen.

6. Badepralinen aus den Förmchen drücken und luftdicht verpacken. Für ein Vollbad können ein bis drei Badepralinen verwendet werden.

Für die Mutter

Vollbad

300 g grobes Meersalz

Ätherische Öle:
5 Tropfen Palmarosa
5 Tropfen Atlaszeder
5 Tropfen Muskatellersalbei

1. Das Meersalz in eine Schale schütten.

2. Die ätherischen Öle hinzugeben und gut mit einem Spatel verrühren.

3. In ein hübsches, verschraubbares Glas füllen und etikettieren. Die angegebene Menge reicht für drei bis vier Vollbäder.

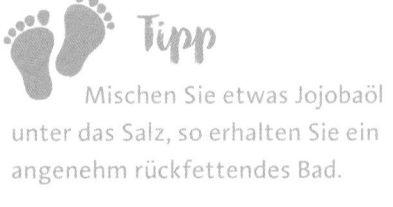

Tipp
Mischen Sie etwas Jojobaöl unter das Salz, so erhalten Sie ein angenehm rückfettendes Bad.

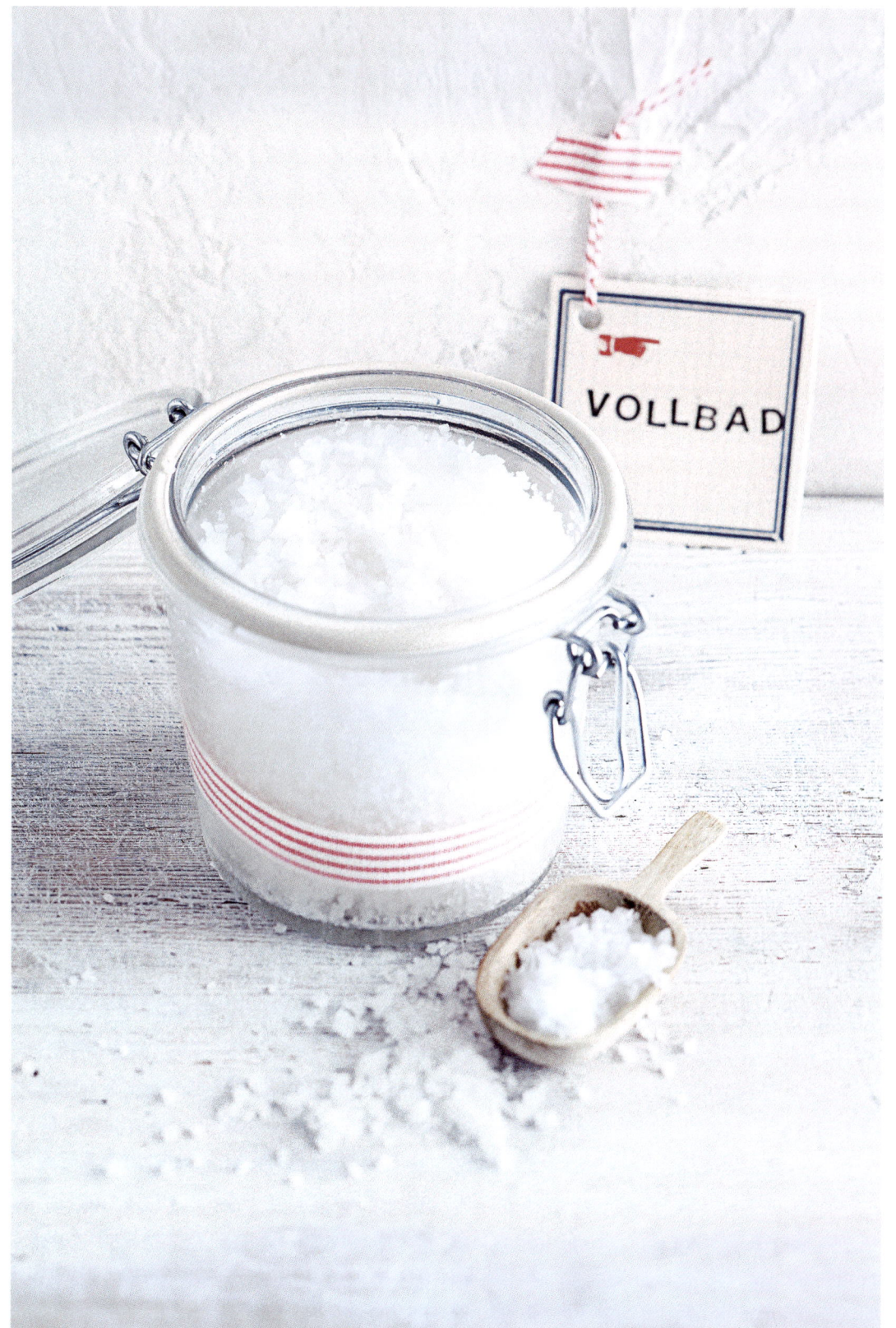

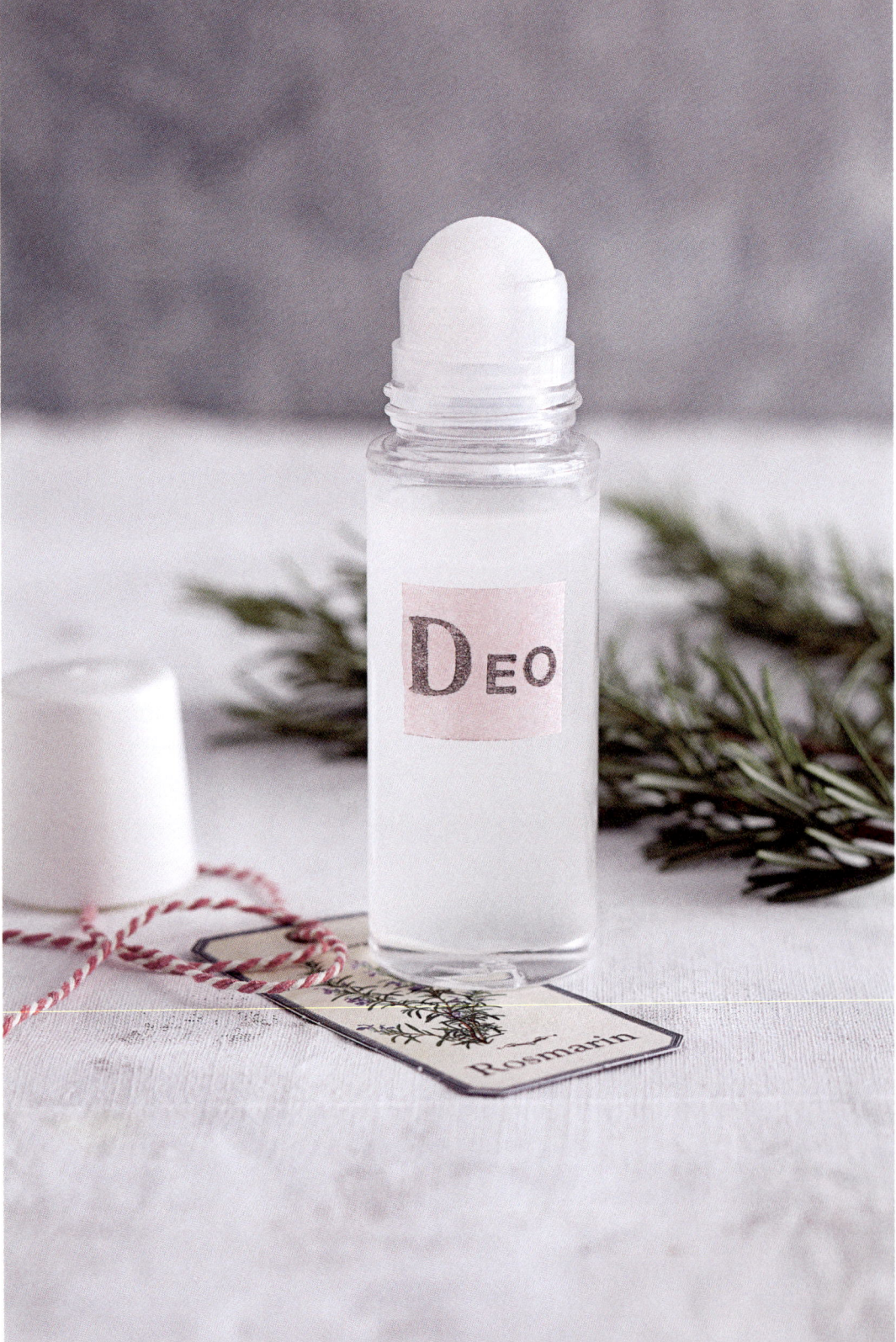

Deo

50 ml Rosmarinhydrolat
2,5 g Hydroxyethylcellulose

Ätherische Öle:
8 Tropfen Palmarosa
8 Tropfen Atlas-Zeder

1. Rosmarinhydrolat in eine Schale gießen und die Hydroxyethylcellulose darüberstreuen. Einige Sekunden andicken lassen und anschließend mit einem Spatel sanft umrühren.

2. Die ätherischen Öle unter das Gel mischen.

3. In einen Roll-on füllen und etikettieren. Das Deo ist etwa vier Wochen haltbar.

Tipp
Für empfindliche und rasierte Achselhaut verwenden Sie Lavendelhydrolat oder einen wässrigen Lavendelauszug und geben 8 Tropfen Lavendel fein und 8 Tropfen Karottensamen in das Deo.

Für die Mutter

Zahnpasta

15 g Weiße Erde
5 g Natron
40 g Kokosfett

Ätherische Öle:
5 Tropfen Pfefferminz

1. Die Weiße Erde mit dem Natron in einer Schale vermischen.

2. Kokosfett in einen Glasbecher geben und im Wasserbad schmelzen.

3. Das Kokosfett aus dem Wasserbad nehmen und das ätherische Pfefferminzöl hineintropfen.

4. Langsam und unter Rühren das flüssige Kokosfett in die Schale mit der Erde und dem Natron hineingießen.

5. Die fertige Zahnpasta in einen verschließbaren Tiegel gießen und über Nacht aushärten lassen.

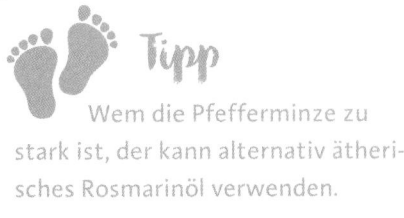

Tipp
Wem die Pfefferminze zu stark ist, der kann alternativ ätherisches Rosmarinöl verwenden.

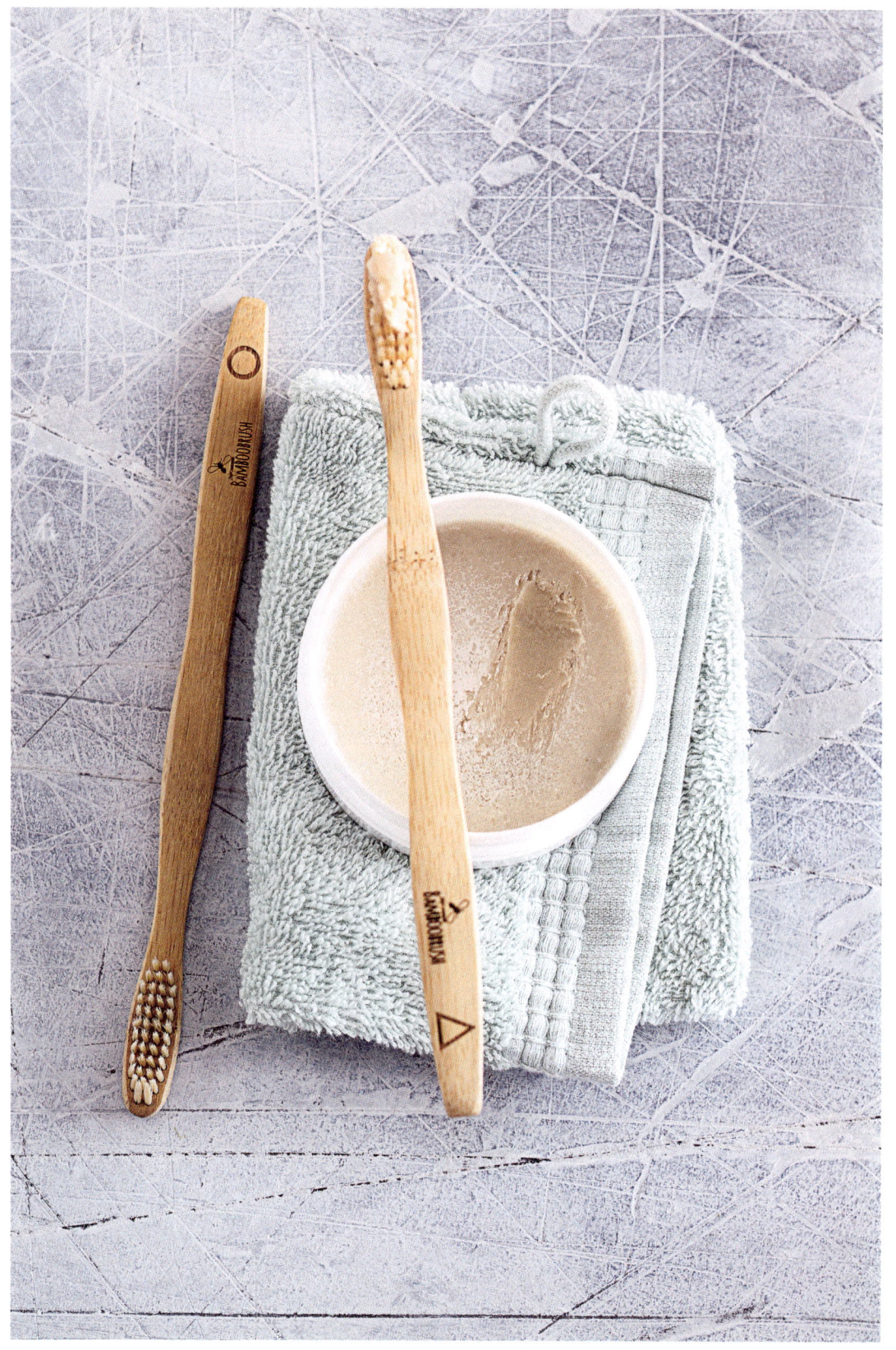

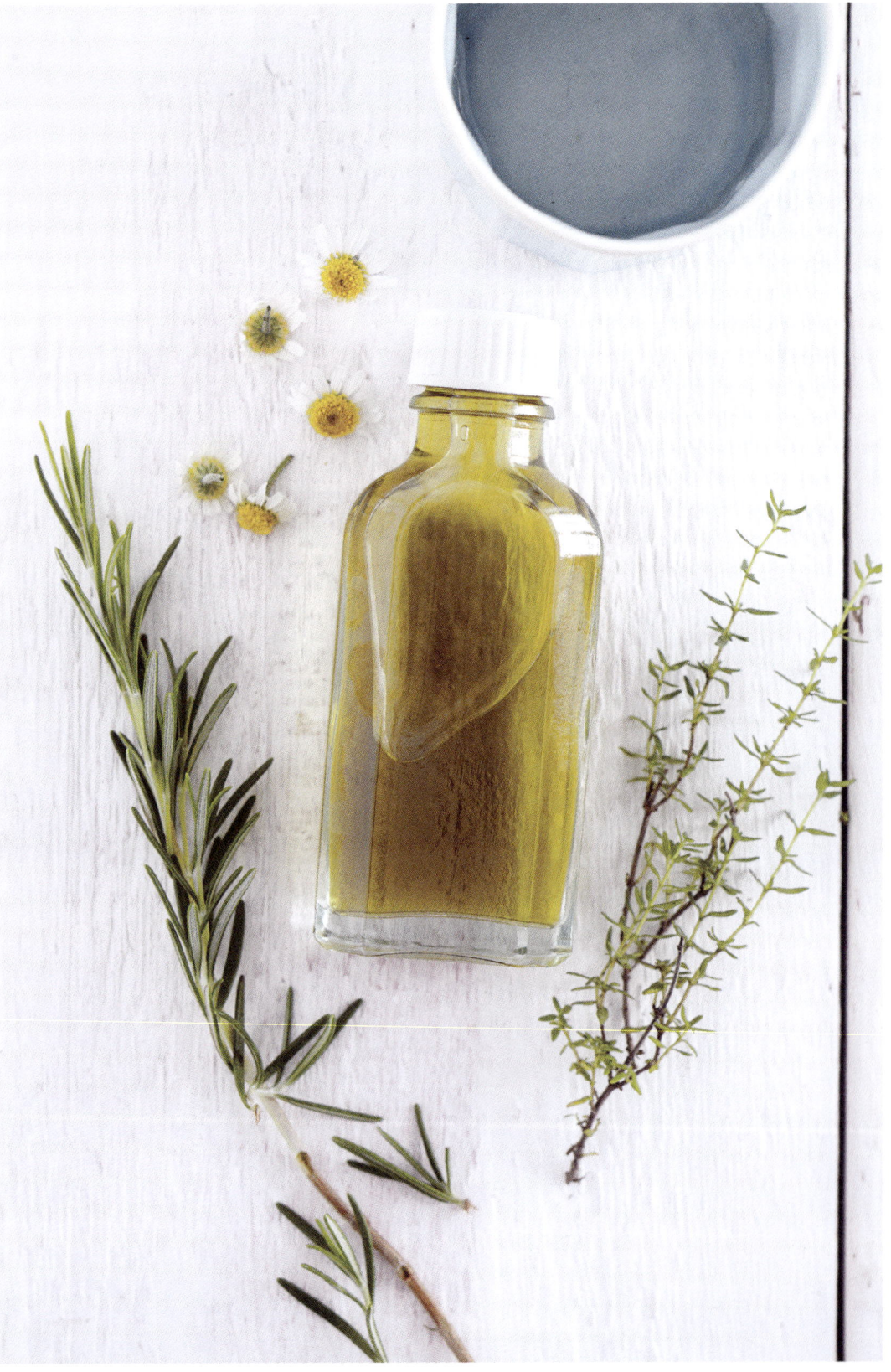

Mundspülung

3 g getrocknetes Thymiankraut
3 g getrocknete Kamillenblüten
3 g getrocknete Rosmarinblätter
100 ml Alkohol 70–90 %

1. Thymiankraut, Kamillenblüten und Rosmarinblätter in ein Schraubglas geben und mit dem Alkohol übergießen.

2. Das Schraubglas gut verschließen und schütteln, sodass alle Kräuter mit Alkohol benetzt sind. An einem hellen Ort sieben Tage ziehen lassen. Einmal täglich schütteln.

3. Kräuter durch ein feines Sieb abseihen, die fertige Tinktur in Tropfflaschen abfüllen und etikettieren.

4. 5–10 Tropfen mit etwas Wasser vermischen und den Mund spülen.

Tipp

Verwenden Sie anstelle der Rosmarinblätter dieselbe Menge getrocknete Salbeiblätter. Diese Tinktur eignet sich dann hervorragend zum Gurgeln bei Halsschmerzen.

Für den Vater
Bartöl

20 ml Jojobaöl
10 ml Mandelöl

Ätherische Öle:
7 Tropfen Lavendel fein
5 Tropfen Benzoe Siam

1. Jojobaöl und Mandelöl in einen Glasbecher gießen und die ätherischen Öle hinzugeben.

2. Gut verrühren und in Tropfflaschen abfüllen.

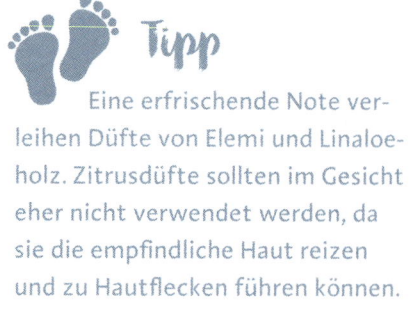

Tipp

Eine erfrischende Note verleihen Düfte von Elemi und Linaloeholz. Zitrusdüfte sollten im Gesicht eher nicht verwendet werden, da sie die empfindliche Haut reizen und zu Hautflecken führen können.

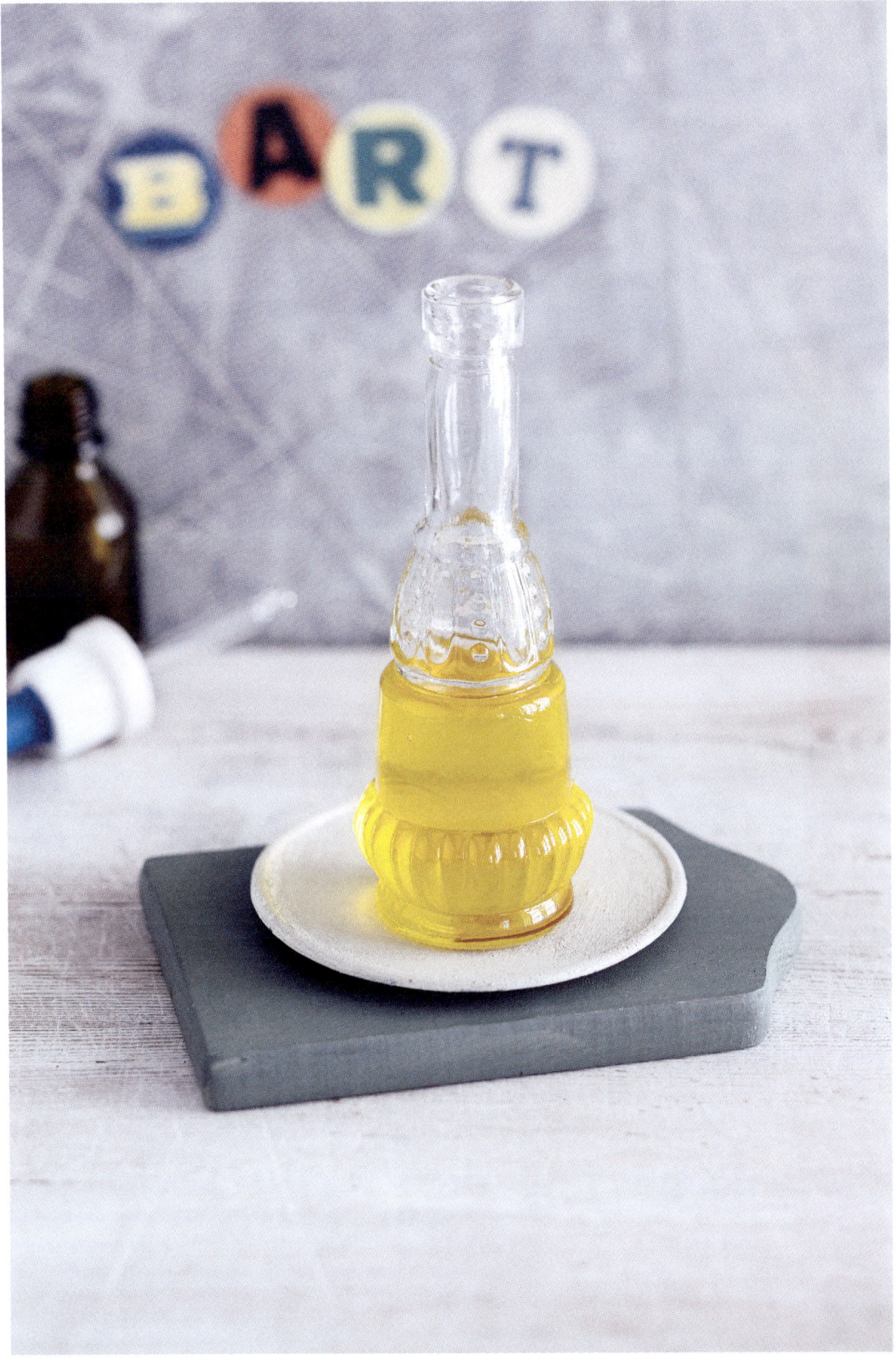

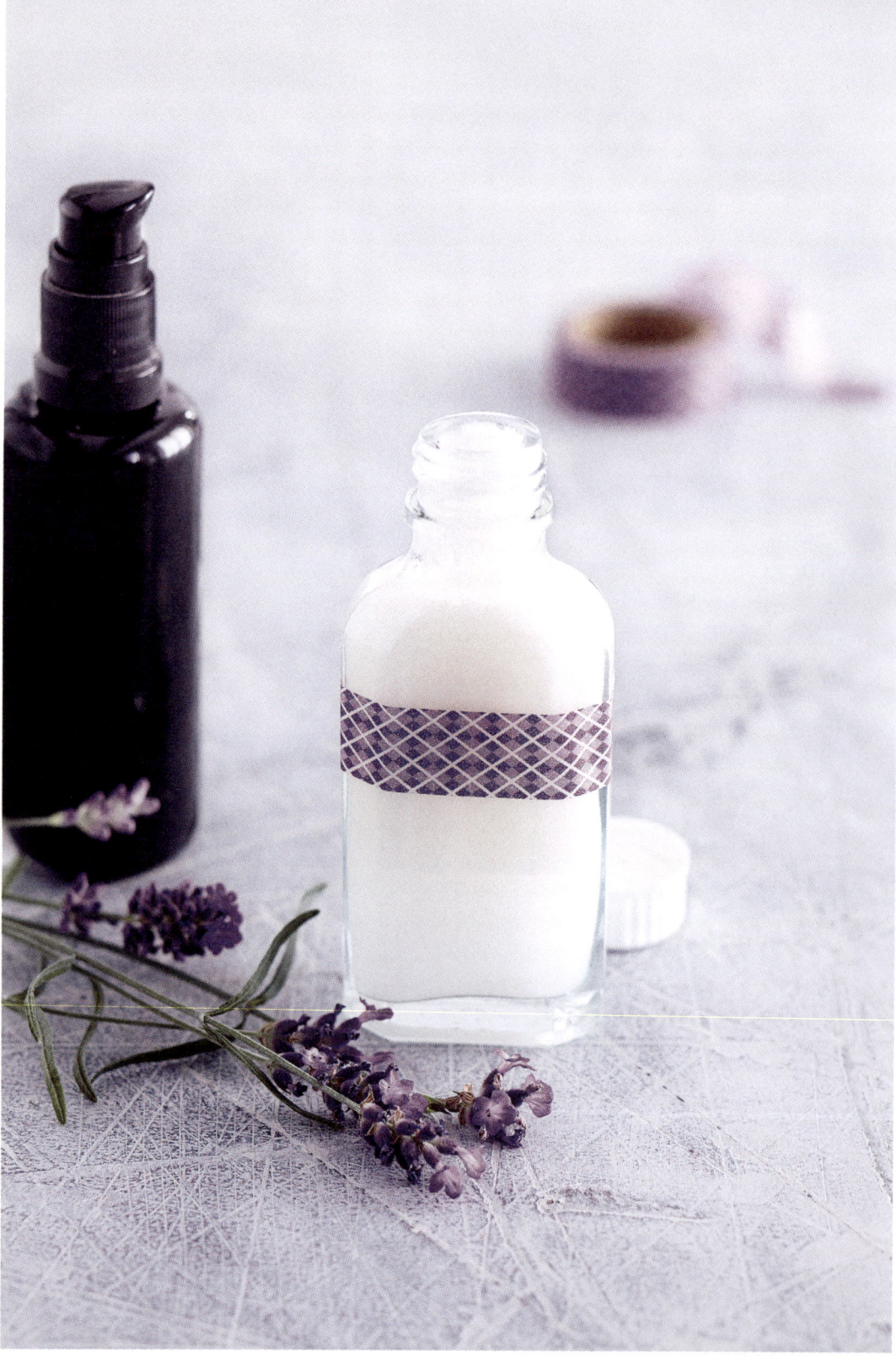

Für den Vater

Aftershave

2 g Dermofeel® G 10 LW
5 g Mandelöl
5 g Aprikosenkernöl
50 ml Hamamelishydrolat

Ätherische Öle:

6 Tropfen Atlas-Zeder
4 Tropfen Lavendel
1 Tropfen Thymian linalool

1. Dermofeel® mit dem Mandelöl und dem Aprikosenkernöl in einen Glasbecher füllen und mit einem Spatel sanft umrühren.

2. Die ätherischen Öle hineintropfen und alles sanft verrühren.

3. Hamamelishydrolat in einen Glasbecher gießen.

4. Die Öle mit dem Dermofeel® unter sanftem Rühren in das Hamamelishydrolat gießen.

5. In ein Glas mit Spender füllen und etikettieren.

Milde Gesichtscreme

15 g Kakaobutter
15 g Sheabutter
5 g Mandelöl
4 g Dermofeel® GSC
40 g Ringelblumenhydrolat

1. Kakaobutter, Sheabutter, Mandelöl und Dermofeel® in einen Glasbecher füllen.

2. Das Ringelblumenhydrolat in einen weiteren Glasbecher gießen.

3. Beide Glasbecher im Wasserbad erwärmen, bis alle Fette und das Dermofeel® geschmolzen sind.

4. Beide Glasbecher aus dem Wasserbad nehmen und unter Rühren die geschmolzenen Fette in das Ringelblumenhydrolat gießen, bis die Creme Zimmertemperatur erreicht hat.

5. Die fertige Creme in einen sauberen Tiegel abfüllen und etikettieren.

Tipp

Ätherische Öle sorgen für eine natürliche Konservierung. Dennoch sollten sie für eine Gesichtscreme sehr sparsam verwendet werden. Je 1 Tropfen ätherisches Karottensamenöl und Linaloeholz sind sehr hautverträglich, speziell für die sanfte Babyhaut.

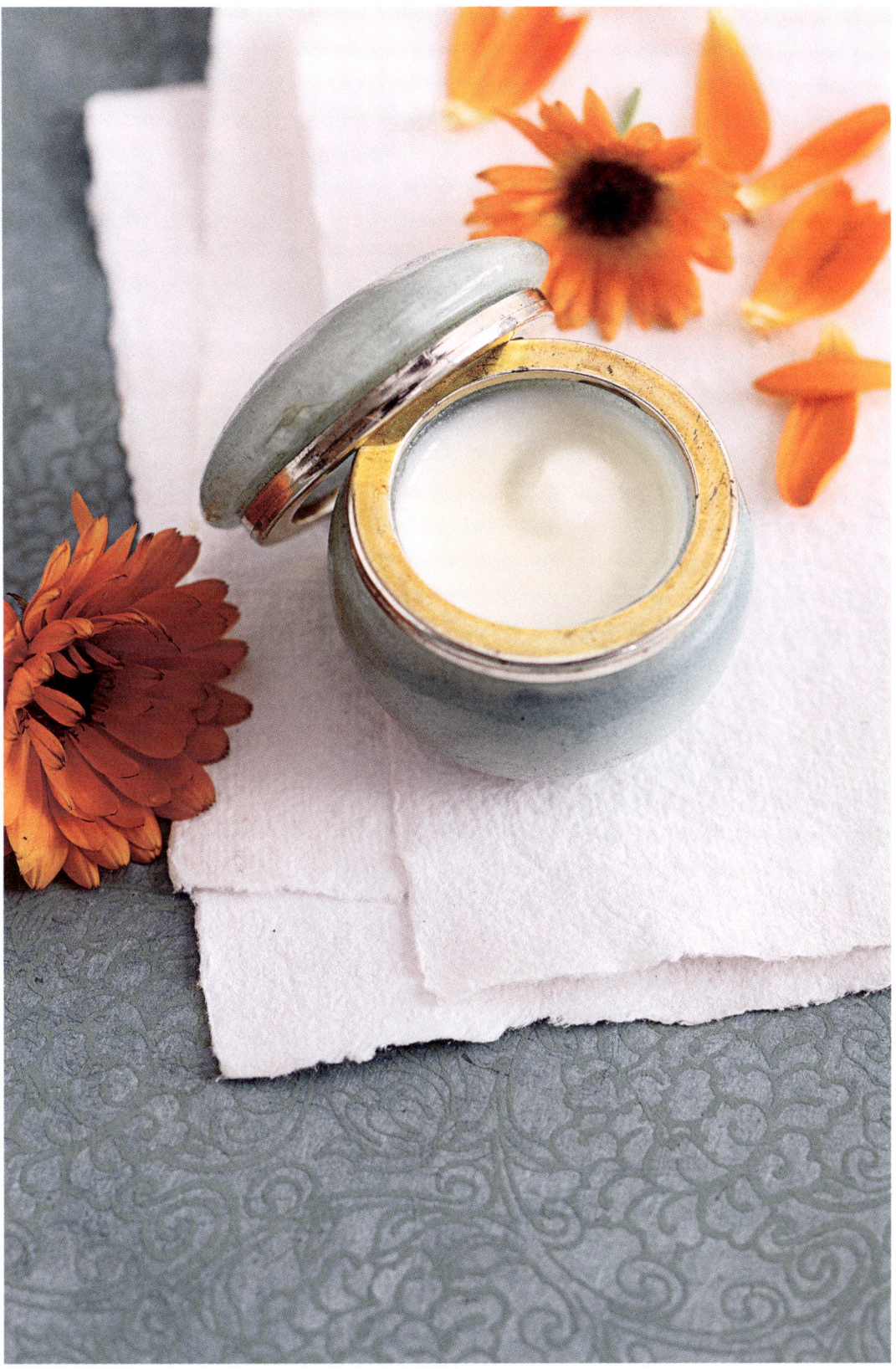

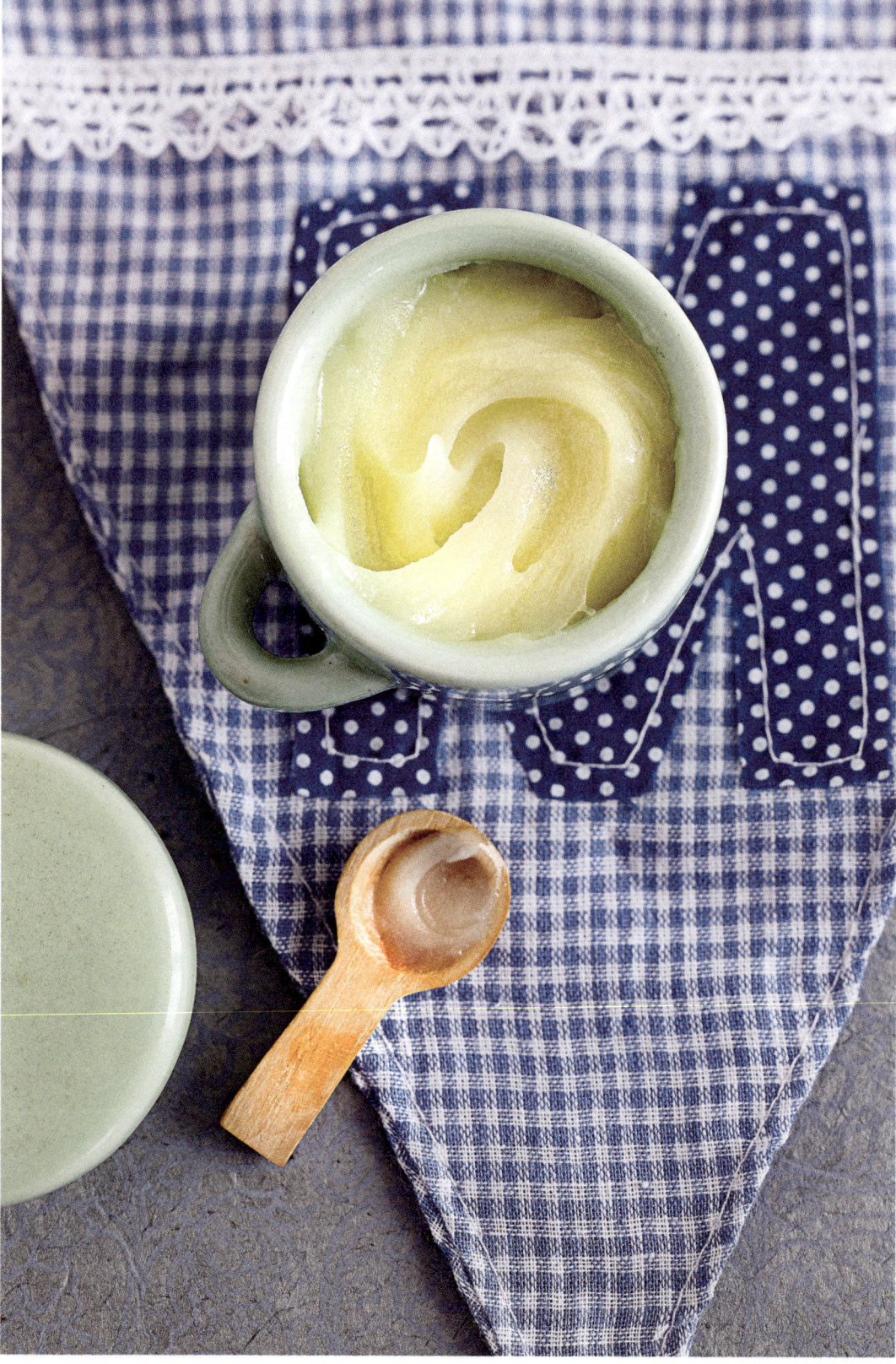

Für das Kind

Gesichtscreme für den Winter

4,5 g Bienenwachs
2 g Kakaobutter
45 g Mandelöl

Ätherische Öle:
1 Tropfen Karottensamen
1 Tropfen Linaloeholz

1. Bienenwachs, Kakaobutter und Mandelöl in einen Glasbecher geben und im Wasserbad zum Schmelzen bringen. Darauf achten, dass das Wasser nicht kocht. Bienenwachs benötigt in der Regel etwas länger zum Schmelzen als viele andere Fette.

2. Den Glasbecher aus dem Wasserbad nehmen und die ätherischen Öle untermischen.

3. In einen sauberen Glastiegel füllen und etikettieren.

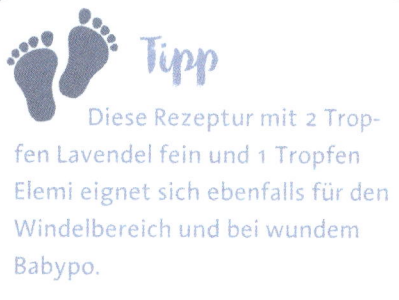

Tipp

Diese Rezeptur mit 2 Tropfen Lavendel fein und 1 Tropfen Elemi eignet sich ebenfalls für den Windelbereich und bei wundem Babypo.

Für das Kind

Körpercreme

1 EL getrocknete Ringelblumenblüten
12 g Kakaobutter
4 g Bienenwachs

30 g Ringelblumenöl
4 g Olivem® 900
50 g wässriger Ringelblumenauszug

1. Die Ringelblumenblüten mit 250 ml kochendem Wasser übergießen und 10–15 Minuten zugedeckt ziehen lassen.

2. Den Infus abseihen, durch ein Sieb geben und abkühlen lassen.

3. Kakaobutter, Bienenwachs, Ringelblumenöl und das Olivem® 900 in einen Glasbecher füllen.

4. Den wässrigen Ringelblumenauszug in einen weiteren Glasbecher geben und beides im Wasserbad erwärmen, bis alle Fette und das Olivem® 900 geschmolzen sind.

5. Beide Glasbecher aus dem Wasserbad nehmen und den wässrigen Auszug tropfenweise in die geschmolzenen Fette gießen. Dabei ständig rühren, bis sich die Creme auf Zimmertemperatur abgekühlt hat.

6. In einen sauberen Tiegel abfüllen und etikettieren.

> **Tipp**
> Der hier verwendete Emulgator kann gegen Dermofeel® GSC ausgetauscht werden. Dann jedoch die geschmolzenen Fette unter Rühren in das Wasser gießen.

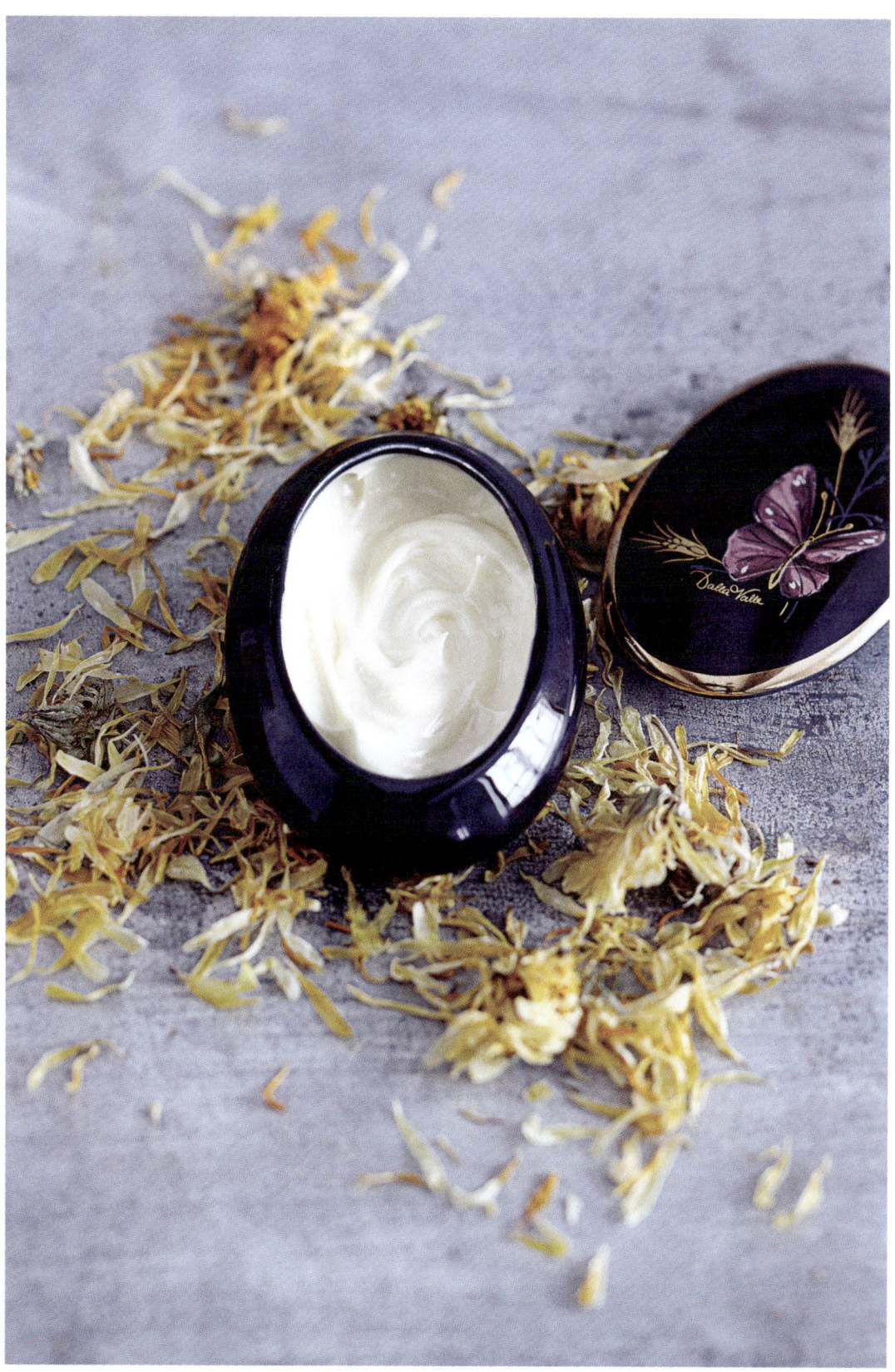

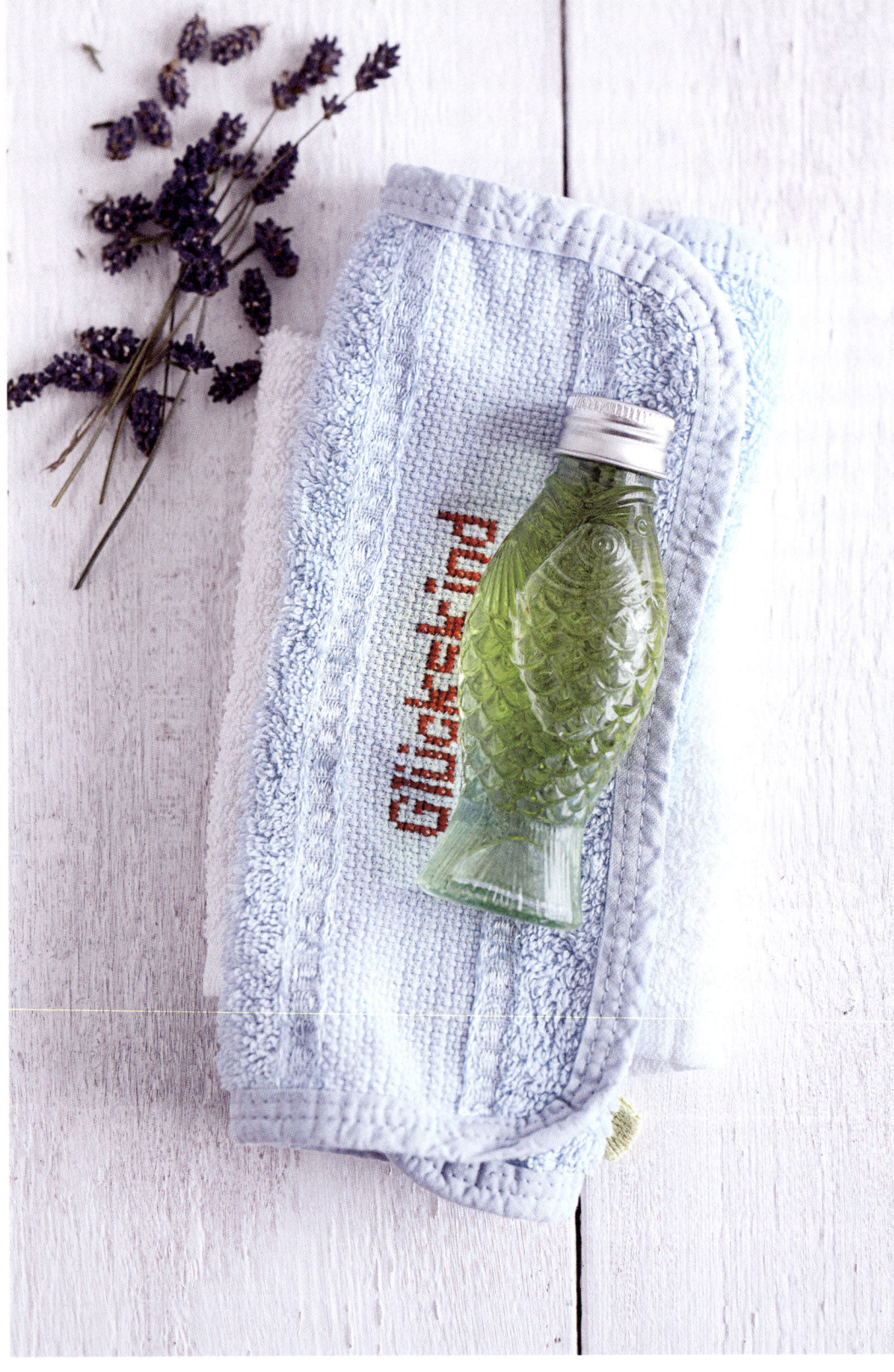

Mildes Körperöl nach dem Bad

30 ml Mandelöl
20 ml Macadamianussöl

Ätherische Öle:
3 Tropfen Lavendel fein
2 Tropfen Rosenholz (alternativ Karottensamenöl)

1. Mandelöl und Macadamianussöl in einen Glasbecher gießen

2. Ätherisches Lavendelöl und Rosenholzöl hineintropfen und gut verrühren.

3. In eine Glasflasche mit Spender gießen und etikettieren.

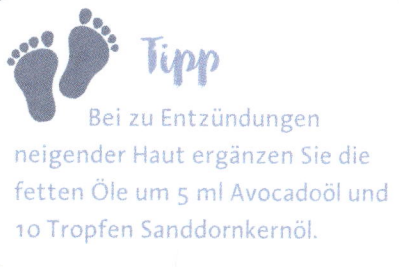

Tipp

Bei zu Entzündungen neigender Haut ergänzen Sie die fetten Öle um 5 ml Avocadoöl und 10 Tropfen Sanddornkernöl.

Für das Kind

Körperöl stärkend bei Erkältung

50 ml Mandelöl

Ätherische Öle:
3 Tropfen Linaloeholz
2 Tropfen Thymian linalool

1. Mandelöl in eine Glasflasche gießen.

2. Linaloeholz und Thymian Linalool hineintropfen und gut schütteln.

3. Etikettieren und die Brust sowie den Rücken mit warmen Händen morgens und abends sanft einreiben.

Tipp

Verwenden Sie für Ihr Baby keine ätherischen Öle, die für Erwachsene bestimmt sind! Der Atemreflex ist noch nicht vollständig ausgebildet und reizende ätherische Öle können zu einem sogenannten Glottisödem mit Atemstillstand führen.

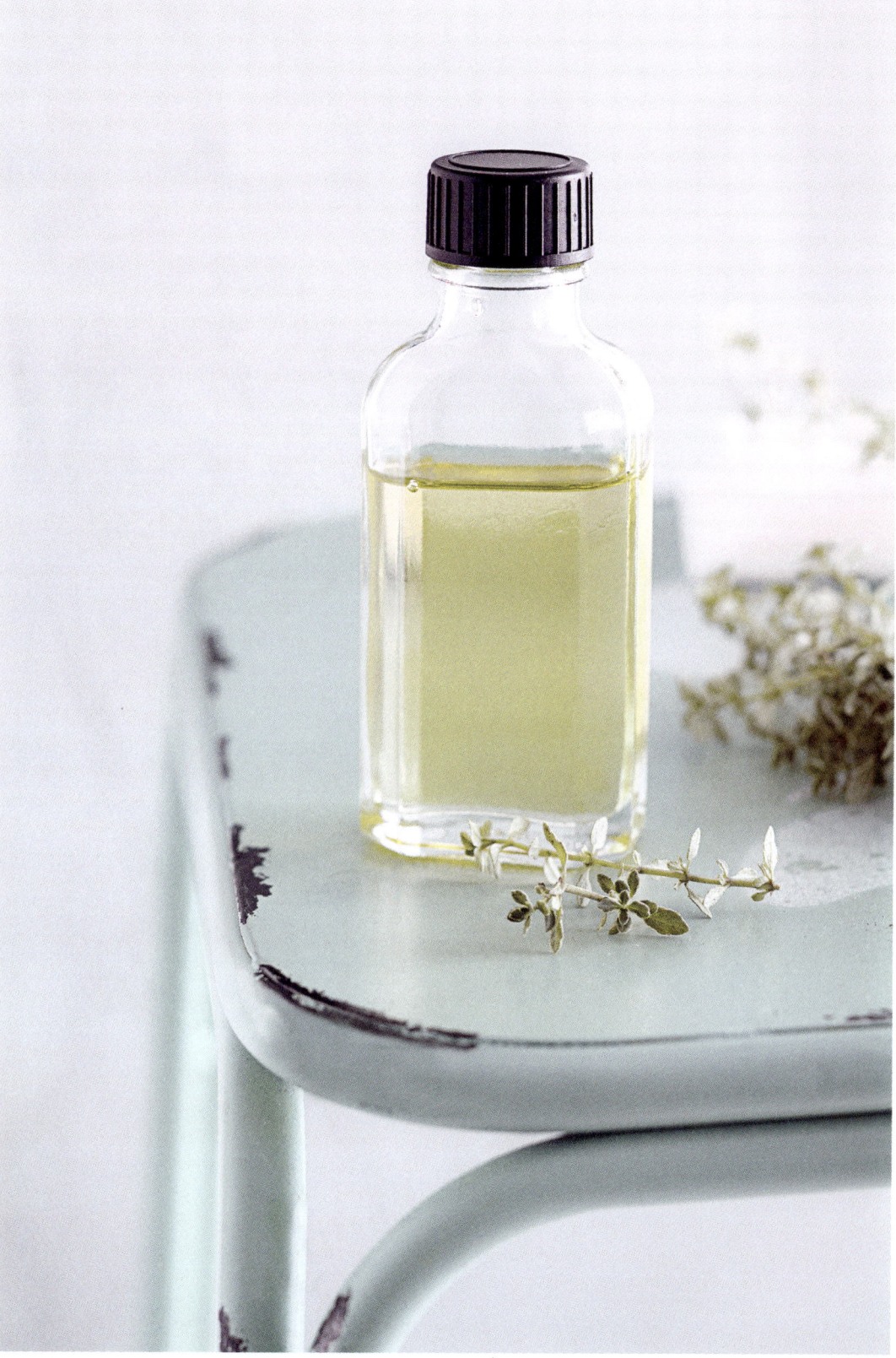

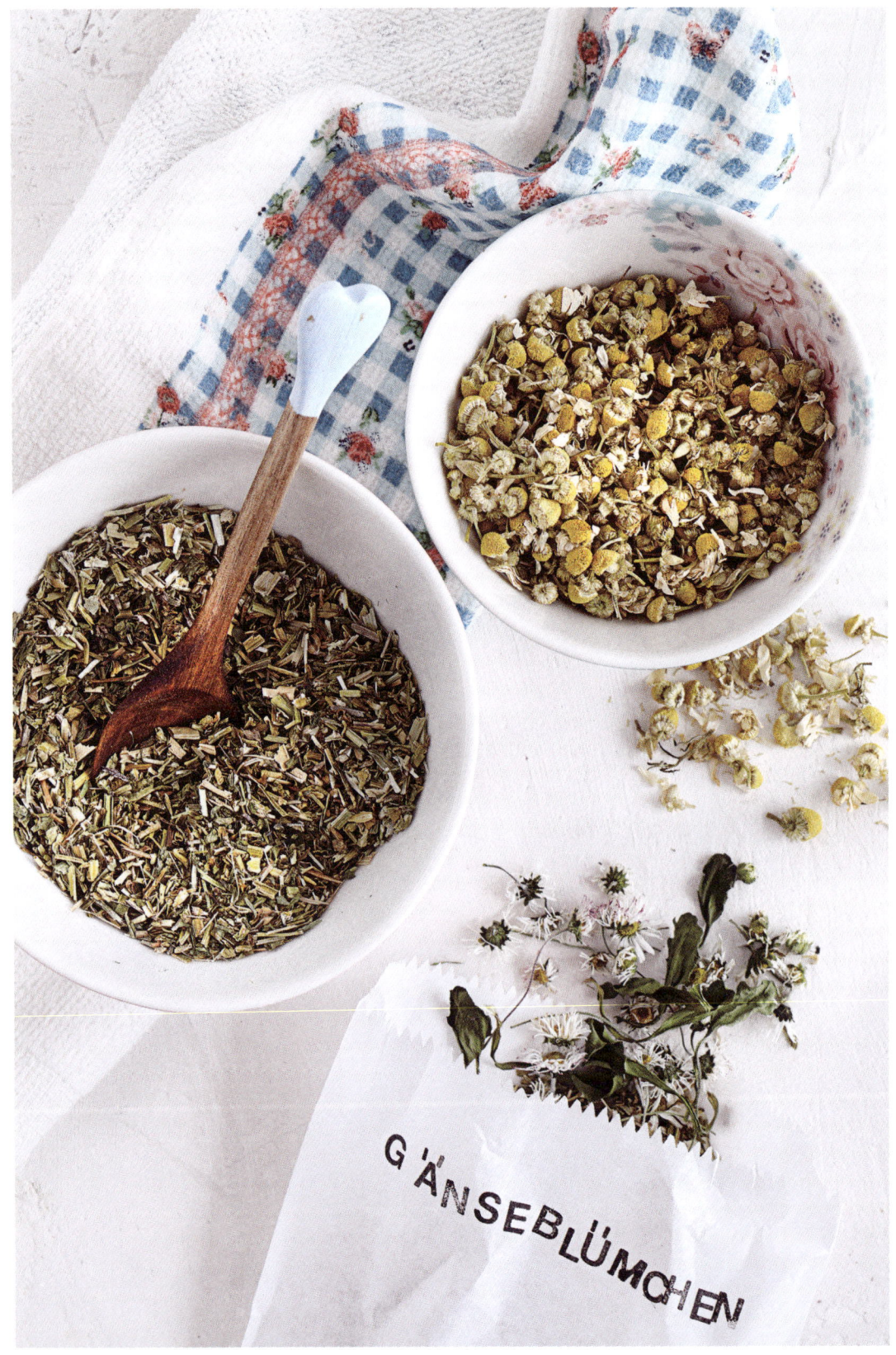

Für das Kind

Vollbad bei Problemhaut

15 g getrocknetes Stiefmütterchenkraut
10 g getrocknete Gänseblümchen
10 g getrocknete Kamillenblüten

1. Stiefmütterchenkraut, Gänseblümchen und Kamillenblüten mit
   1L kochendem Wasser übergießen und zugedeckt 12–15 Minuten
   ziehen lassen.

2. Die Wanne mit Wasser füllen und den wässrigen Heilpflanzenauszug
   durch ein Sieb direkt in das Badewasser gießen.

3. Baden Sie Ihr Baby wie gewohnt.

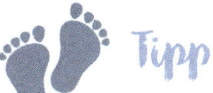 Tipp

Fügen Sie dem Badewasser
1 EL Mandelöl, das in einer halben
Tasse Meersalz verrührt wurde, zu.
Dies sorgt für eine sanfte Rückfet-
tung der Haut. In dieser Konzen-
tration wirkt das Meersalz nicht
hautaustrocknend.

Für das Kind

Beruhigendes Vollbad

20 g getrocknetes Thymiankraut
10 g getrocknete Lavendelblüten

1. Thymiankraut und Lavendelblüten mit 1L kochendem Wasser übergießen und zugedeckt 7–12 Minuten ziehen lassen.

2. Die Wanne mit Wasser füllen und den wässrigen Heilpflanzenauszug
durch ein Sieb direkt in das Badewasser gießen.

Tipp

Eine sanfte Babymassage
mit langsamen Streichbewegungen
fördert die innere Ruhe des Babys.
Hierfür eignet sich Mandelöl pur
oder eine Mischung aus einem
Tropfen Linaloeholz mit 3 EL Mandelöl für die Einreibungen.

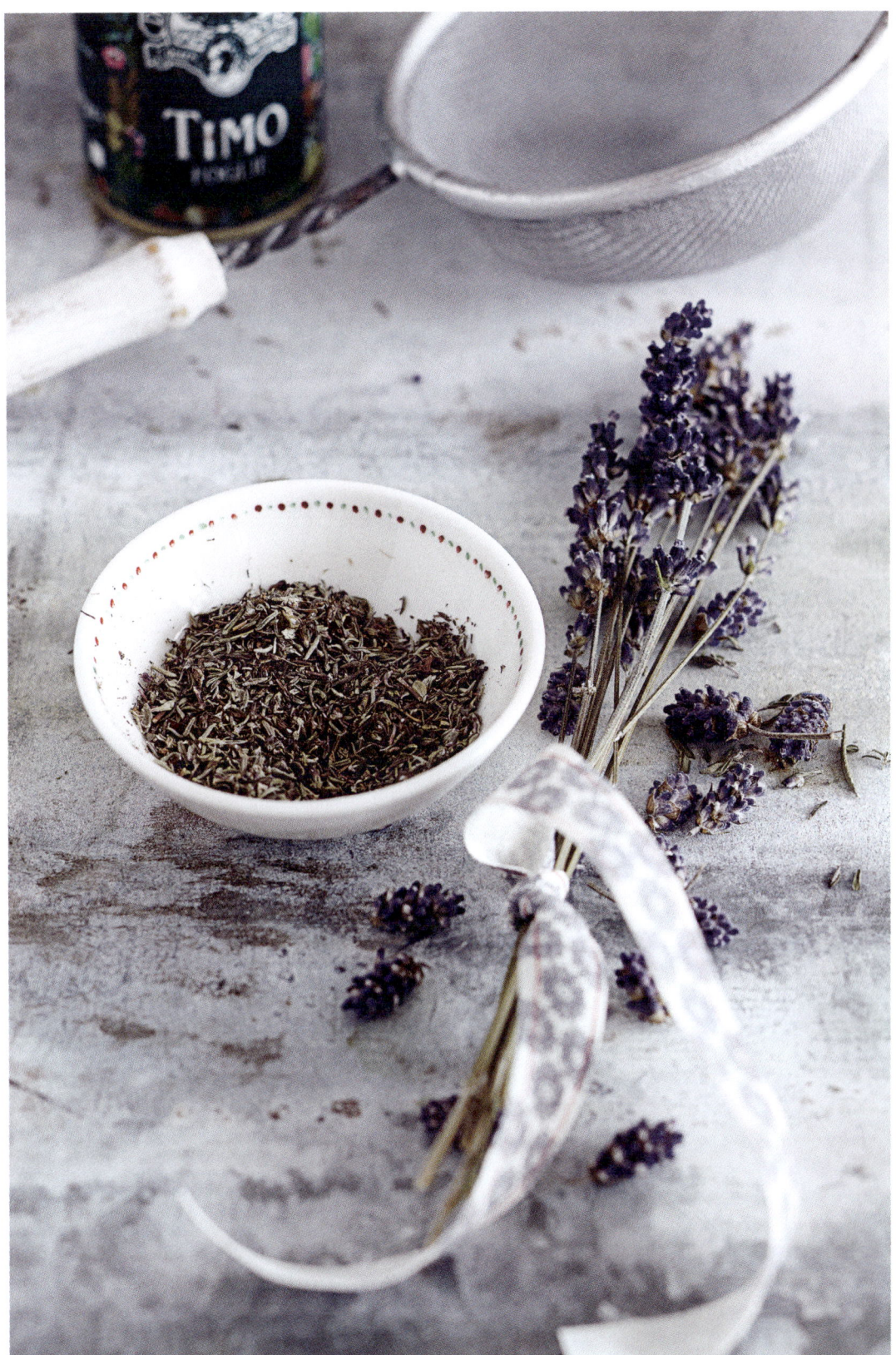

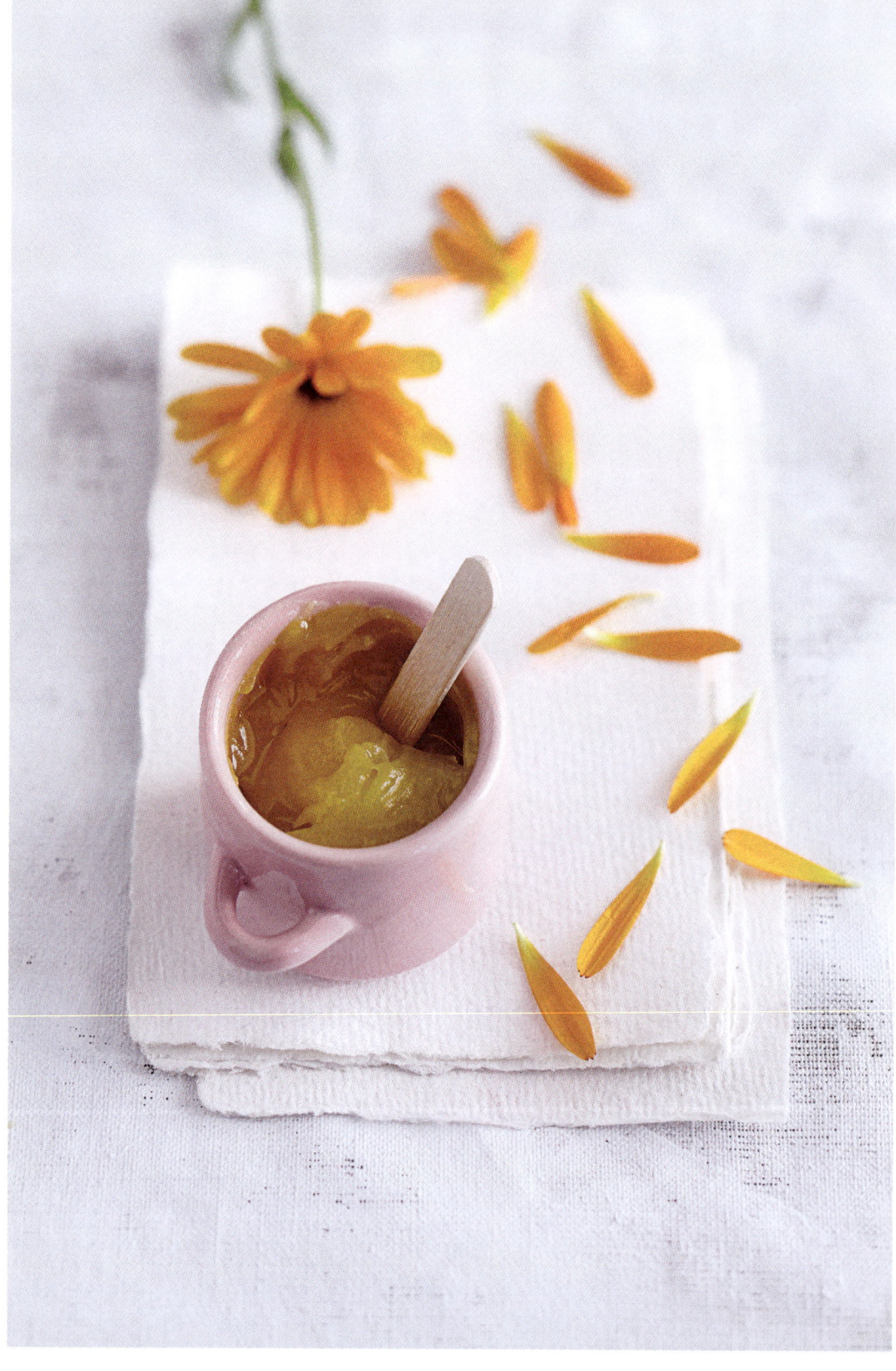

Wundbalsam für den Windelbereich

1 Handvoll frische Ringelblumenblüten
300 ml Mandelöl
5 g Bienenwachs
10 Tropfen Sanddornkernöl

1. Die Ringelblumenblüten nach der Ernte für einige Stunden anwelken lassen und anschließend mit den Händen halbieren. Die Blüten in ein großes Schraubglas geben, mit Mandelöl übergießen und im Wasserbad bei geringer Hitze (das Wasser darf nicht koche) 6–8 Stunden ziehen lassen.

2. Ringelblumen durch ein feines Sieb abseihen und das Öl in ein Schraubglas füllen.

3. 50 g Ringelblumenöl in ein Becherglas füllen, das Bienenwachs hineingeben und im Wasserbad schmelzen lassen. Darauf achten, dass das Wasser nicht zu kochen beginnt, da sonst die wertvollen Inhaltsstoffe verloren gehen.

4. Becherglas aus dem Wasser nehmen, das Sanddornkernöl hineintropfen und gut umrühren.

5. In einen Glastiegel füllen und etikettieren.

Öl bei Problemhaut

30 ml Jojobaöl
30 ml Macadamianussöl
30 ml Avocadoöl
10 ml Nachtkerzenöl

1. Alle Öle in einen Glasbecher abfüllen, gut umrühren und in eine saubere Glasflasche füllen.

Tipp

Entzündete Babyhaut reagiert wie auch die Haut eines Erwachsenen sehr unterschiedlich auf verschiedene Reize. Deshalb empfiehlt sich eine sparsame Verwendung von ätherischen Ölen. Zunächst sollte gänzlich darauf verzichtet und die Haut des Babys beobachtet werden. Sehr sanft und hautpflegend sind ätherische Öle aus Karottensamen, Linaloeholz und Lavendel fein. Bei sehr empfindlicher Haut lediglich 7 Tropfen ätherisches Öl auf 100 ml fettes Öl verwenden.

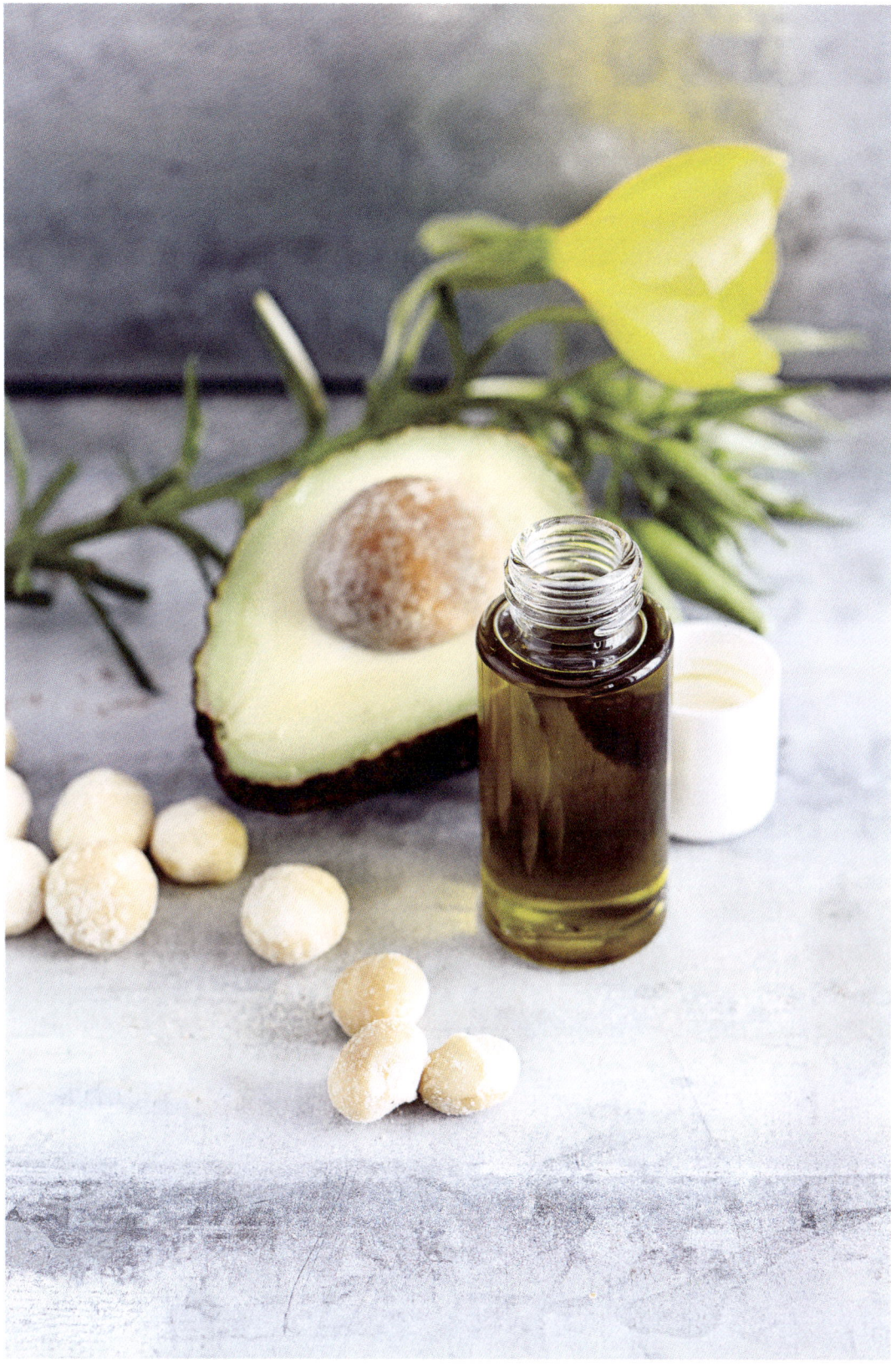

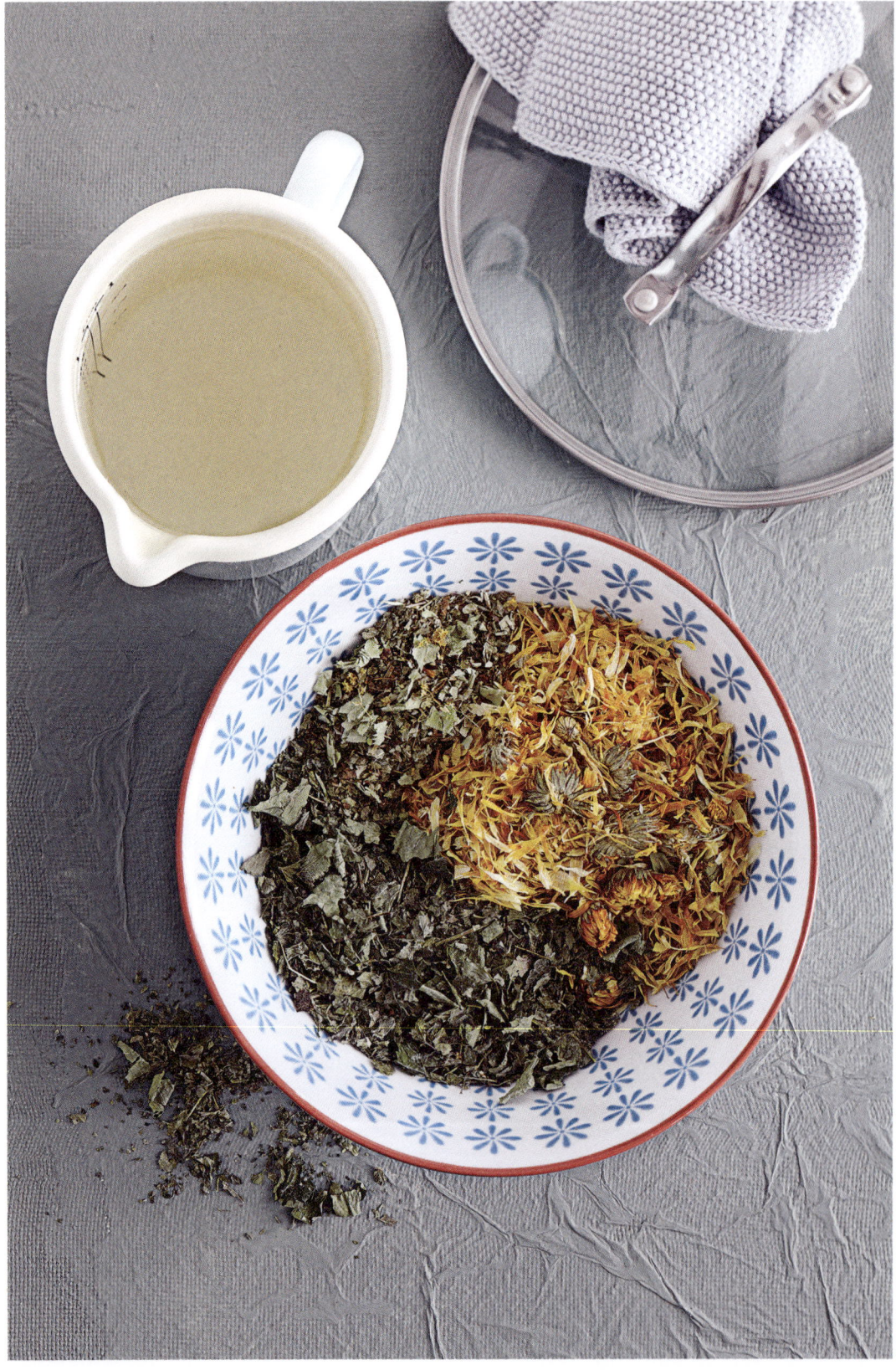

Für das Kind

Reinigungswasser

15 g getrocknete Ringelblumenblüten
10 g getrocknete Melissenblätter
5 g getrocknetes Frauenmantelkraut

1. Ringelblumenblüten, Melissenblätter und Frauenmantelkraut mit 1 l kochendem Wasser übergießen und 12–15 Minuten ziehen lassen.

2. Durch ein Sieb abseihen und abkühlen lassen.

3. In eine Glasflasche mit Spender abgefüllt ist das Reinigungswasser drei bis fünf Tage haltbar.

Tipp

Das Reinigungswasser eignet sich für alle strapazierten Hautbereiche, die leicht entzündet sind. Für ein Sitzbad geben Sie auf einen EL Meersalz 2 Tropfen ätherisches Lavendelöl und vermischen Sie es anschließend mit dem Reinigungswasser.

Glossar

ätherisches Öl

mittels Destillation oder anderen Verfahren gewonnener, leicht flüchtiger Pflanzenwirkstoff

atopisches Ekzem

nicht ansteckende, juckende Hauterkrankung, auch als Neurodermitis bezeichnet

Balsam

aus hauptsächlich fetten Substanzen (Pflanzenöl, Sheabutter u. a.) hergestellte Salbe

Chemotyp (CT)

spezifische Zusammensetzung von Inhaltsstoffen einer Pflanze, die abhängig ist vom Wachstumsstandort

Couperose

Gefäßerweiterungen im Gesicht, in Form einer Rötung sichtbar; oftmals als Folge einer Bindegewebsschwäche

Creme

durch Emulsion von fetten und wässrigen Bestandteilen streichbare Zubereitung

Droge

Bezeichnung für getrocknete Heilpflanzen und Kräuter

Emulgator

Hilfsstoff zum Verbinden oder Verteilen von nicht miteinander zu vermischenden Substanzen wie Öl und Wasser oder ätherische Öle

Enzym

natürliche Substanzen, die eine chemische Reaktion beschleunigen

epithelisierend

Phase der Wundheilung und Heilungsprozess verletzter Hautareale

Flavonoid

farbiger Inhaltsstoff einer Pflanze mit verschiedenen spezifischen Wirkungen wie etwa entzündungshemmend, wundheilend, durchblutungsfördernd

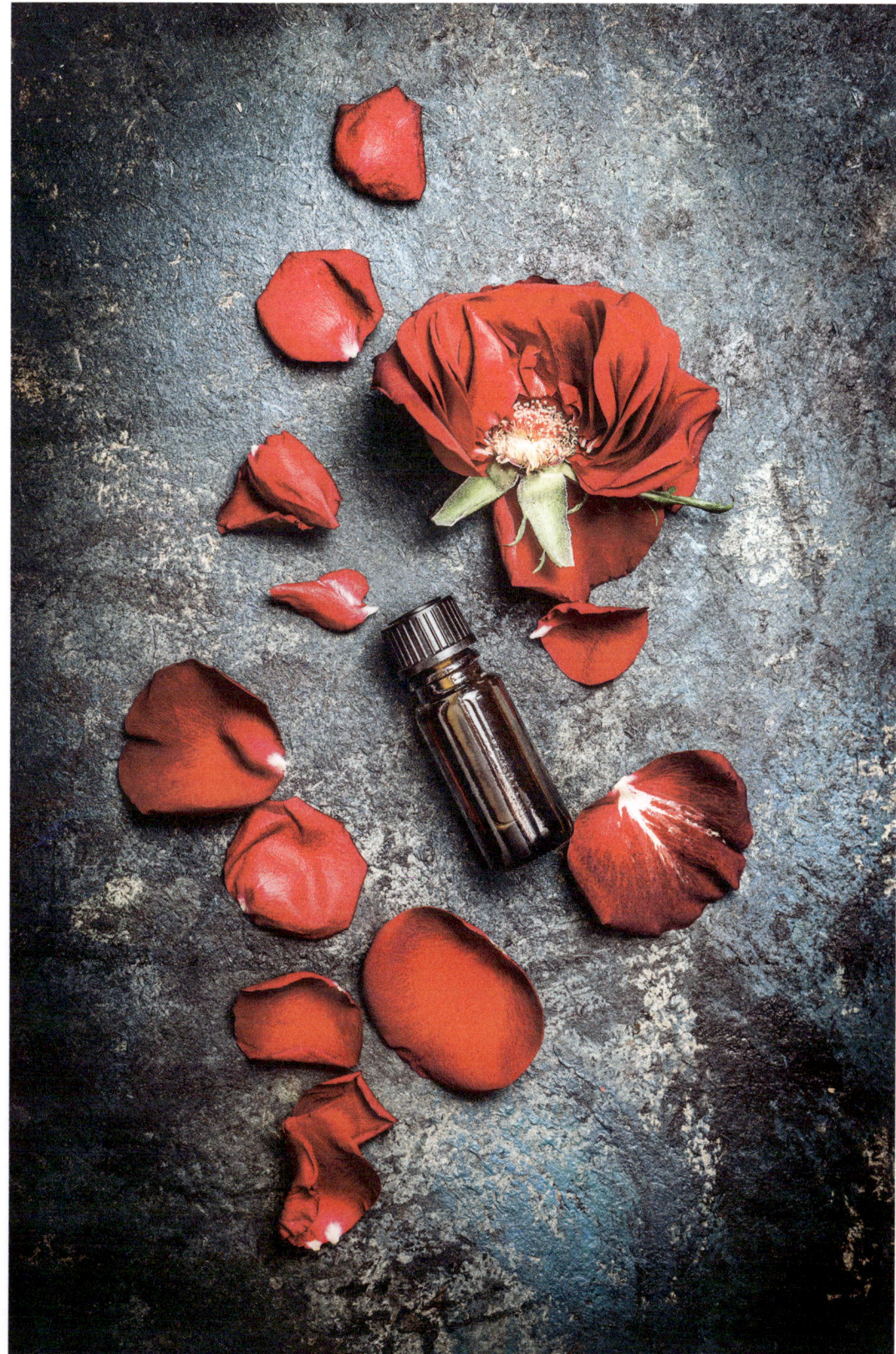

Gel

flüssig-wässrige Substanz, die mittels Hilfsstoff (Gelbildner) zu einer viskösen, streichfähigen Zubereitung verarbeitet wird

Gerbstoff

natürlicher Inhaltsstoff von Pflanzen mit »zusammenziehender« Eigenschaft; verschließt Hautwunden, wirkt juckreizlindernd und verhindert das Eindringen von Keimen

Headsche Zone

Hautareale mit nervaler Verbindung zu inneren Organen

Hyaluron

vom Körper selbst hergestellter, gelartiger Bestandteil des Bindegewebes

Hyaluronidase

Enzym mit Hyaluron abbauenden Eigenschaften; mit zunehmendem Lebensalter steigt vermutlich die Aktivität dieses Enzyms.

Hydrolat

mittels Destillation entstandenes Pflanzenwasser mit verschiedenen Inhaltsstoffen wie etwas ätherisches Öl

Hydrolipidfilm

Bezeichnung für den Säureschutzmantel der Haut und der Zusammensetzung aus Schweiß und Fettsäuren

INCI

internationale Bezeichnung für Inhaltsstoffe in kosmetischen Zubereitungen (engl.: International Nomenclature of Cosmetic Ingredients)

Infus

wässriger Aufguss frischer oder getrockneter Pflanzen mit heißem oder kochendem Wasser

Konsistenzgeber

Substanz mit festigenden Eigenschaften für die Zubereitung einer Emulsion

Lotion

zur äußerlichen Anwendung zubereitete Emulsion mit hautpflegenden Eigenschaften

Mikroorganismen

alle nicht mit dem Auge erkennbaren Organismen mit natürlichen oder krankheitsbildenden Eigenschaften

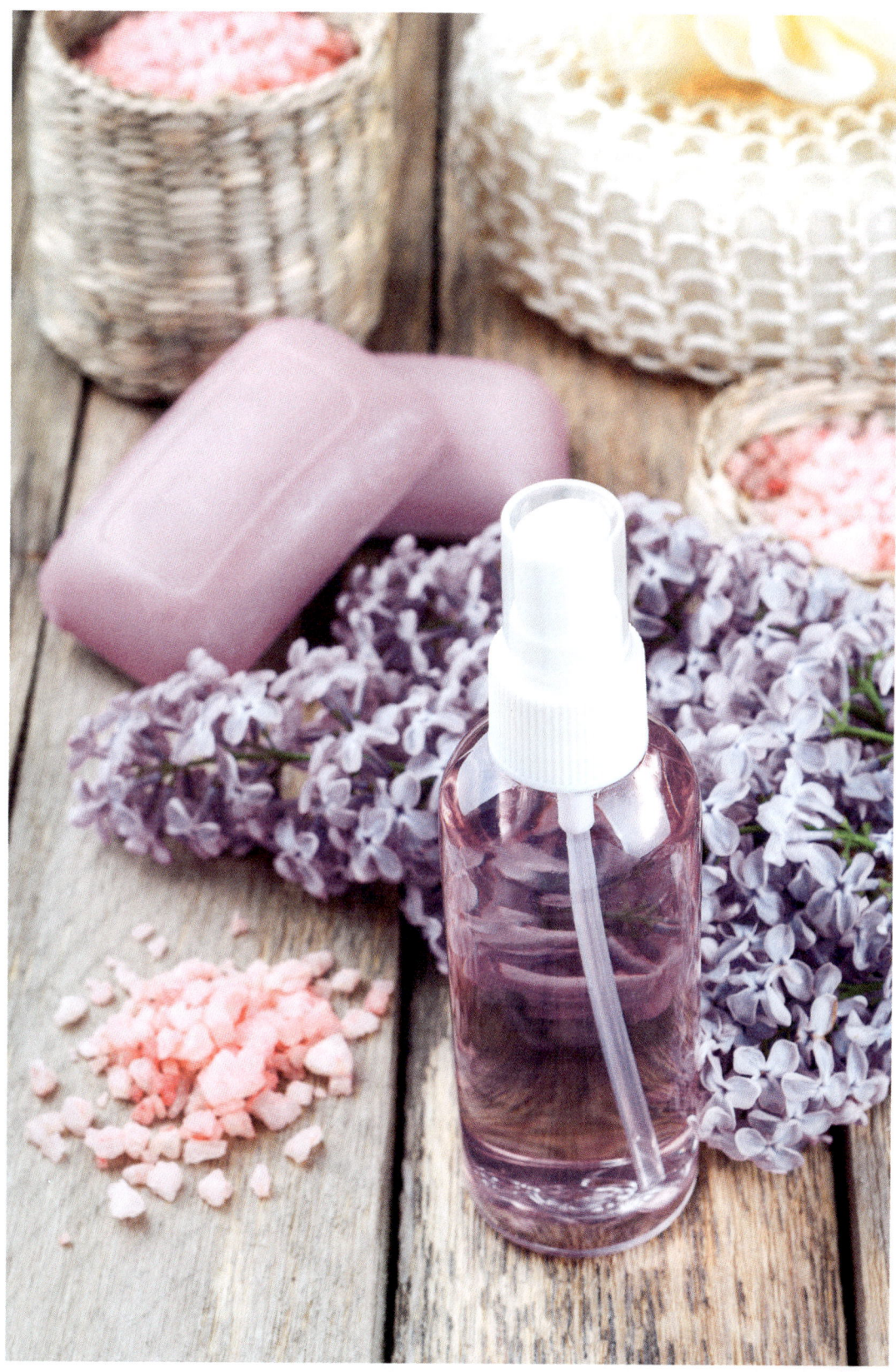

Mineralöl

mittels Destillation aus Erdöl hergestelltes Öl, welches vom Körper nicht verstoffwechselt wird und den Alterungsprozess der Haut beschleunigen kann

Mundsoor

Infektion der Mundschleimhaut durch den Hefepilz Candida albicans; häufig betroffen sind Babys, deren Immunsystem sich noch in der Entwicklung befindet

Oxytocin

häufig als »Kuschelhormon« bezeichnet; leitet in der Schwangerschaft die Wehentätigkeit ein, fördert den Milchfluss der Mutter sowie die Mutter-Kind-Bindung

Rohstoff

natürlich vorkommende Substanz, die zu einer weiteren Verwendung bestimmt ist

Rotöl

in Olivenöl ausgezogene Johanniskrautblüten, die am Ende das grüne Olivenöl rot färben

Saponine

Inhaltsstoffe von Pflanzen mit seifenähnlichen (lat. Sapo = Seife) Eigenschaften; lösen festsitzenden Schleim in den Atemwegen und besitzen hautregenerierende Eigenschaften

Standortflora

Gesamtheit von Mikroorganismen, die sich auf der Haut und den Schleimhäuten befinden und bei einem aktiven Immunsystem den Körper nicht schädigen

Tinktur

pflanzlicher Auszug mit Alkohol, der sich durch die Pflanzeninhaltsstoffe verfärbt (lat. tinctura = Farbstoff)

ungesättigte Fettsäuren

natürliche Fettsäuren mit einer oder mehreren Doppelbindungen, die für den menschlichen Organismus essenziell sind, da er sie nicht selbst herstellen kann

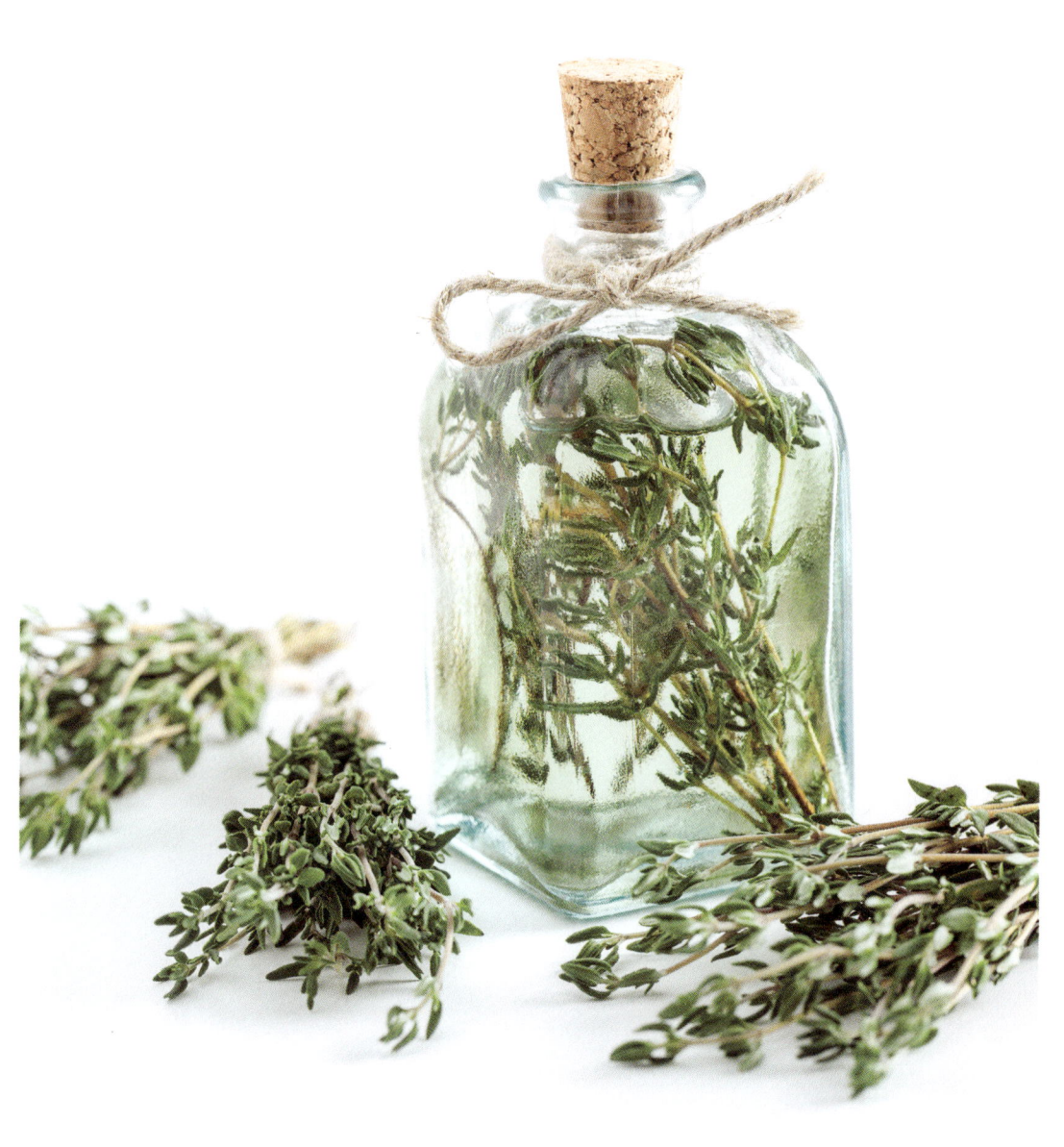

Register

Register Pflanzenporträts

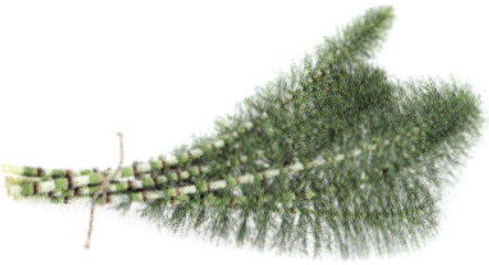

Ackerschachtelhalm 34

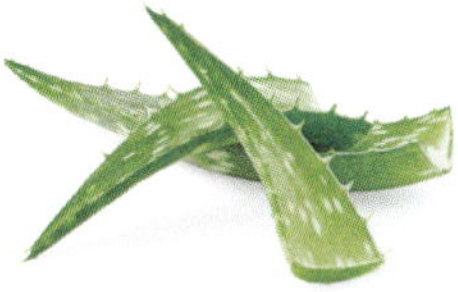

Aloe Vera 35

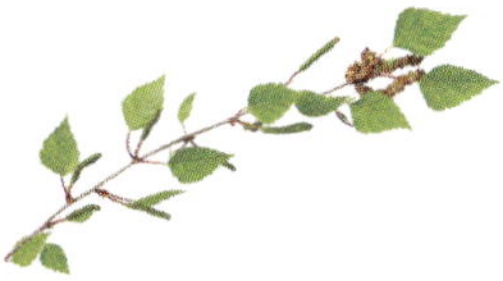

Birke 36

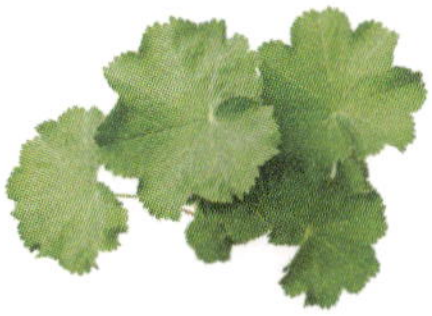

Frauenmantel 37

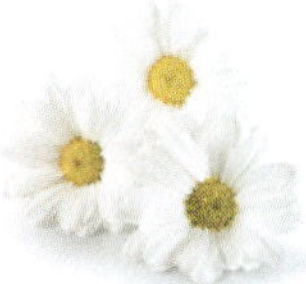

Gänseblümchen 38

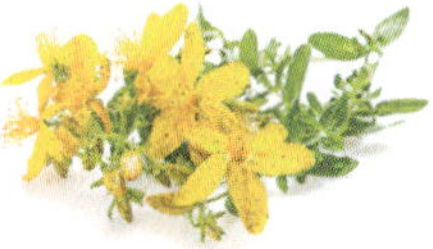

Johanniskraut 39

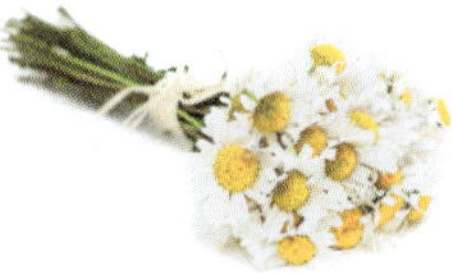

Kamille 40

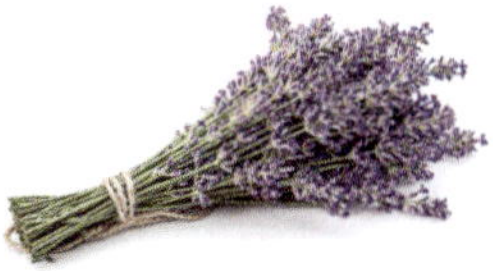

Lavendel 41

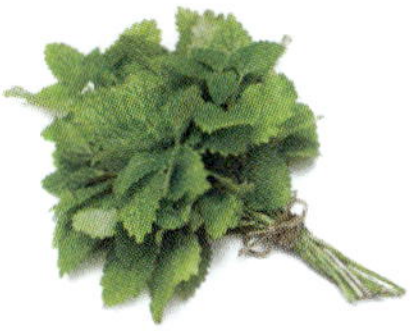

Melisse 42

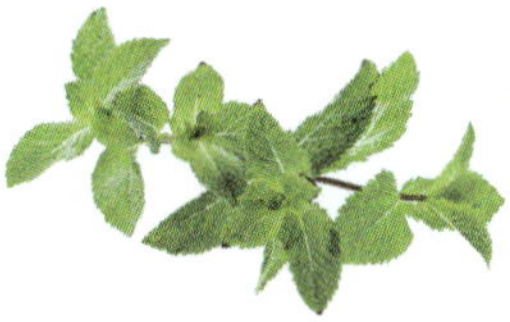

Pfefferminze 43

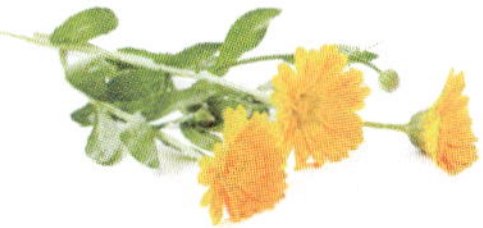

Ringelblume 44

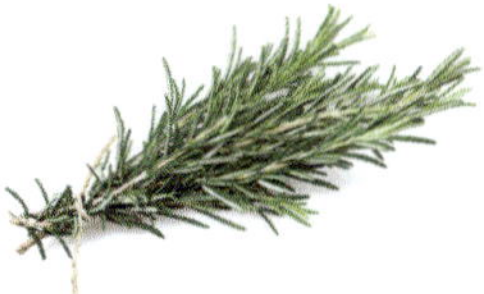

Rosmarin 45

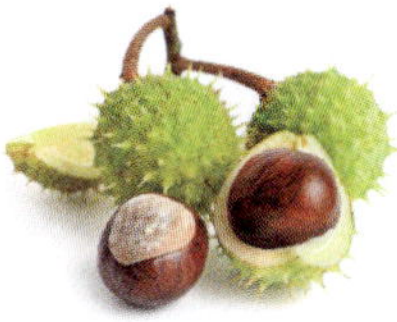

Rosskastanie 46

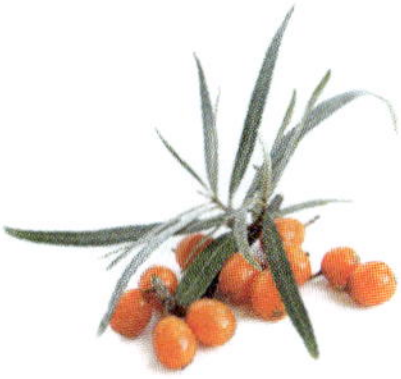

Sanddorn 47

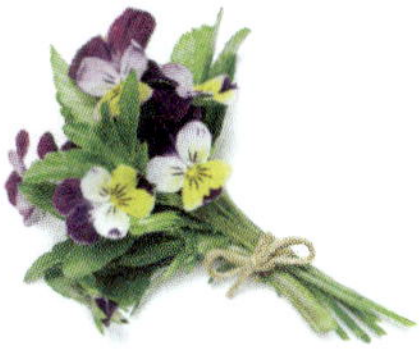

Stiefmütterchen 48

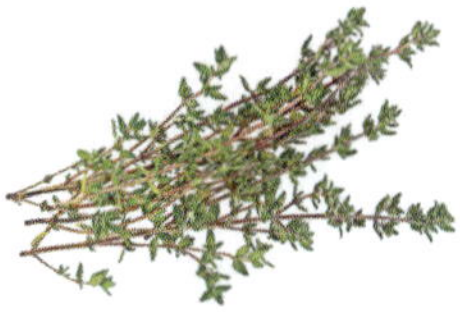

Thymian 49

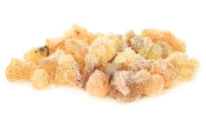

Weihrauch 50

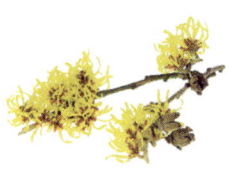

Zaubernuss 51

Zum Weiterlesen / Inspiration

Weiterführende Literatur

Germann, Gudrun und Peter
Pflanzen der Aromatherapie
Kosmos Verlag, 2012

Zimmermann, Elian
Aromatherapie für Sie
TRIAS Verlag, 3. Auflage 2017

Bührung, Ursel
Praxis-Lehrbuch Pflanzenheilkunde
Haug Verlag, 4. Auflage 2014

Käser, Heike
Naturkosmetische Rohstoffe
Freya Verlag, 5. Auflage 2016

Käser, Heike
Naturkosmetik selber machen
Freya Verlag, 5. Auflage 2016

Prof. Dr. Gerhard, Ingrid und
von Ganski, Natascha
Die neue Pflanzenheilkunde für Frauen
Zabert Sandmann Verlag, 2011

Heilpflanzen Tee und Kräuter

Zieten Apotheke
www.zietenapothekde.de

Kräuterparadies Lindig
www.phytofit.de

Kräutergärtnerei helenion
www.helenion.de

Kosmetische Rohstoffe und Öle

aleXmo cosmetics
www.alexmo-cosmetics.de

aliacura
www.aliacura.de

Manske GmbH
www.manske-shop.com

Naturrohstoffe Ronald Reike
www.naturrohstoffe.de

Bruno Zimmer
www.brunozimmer.de

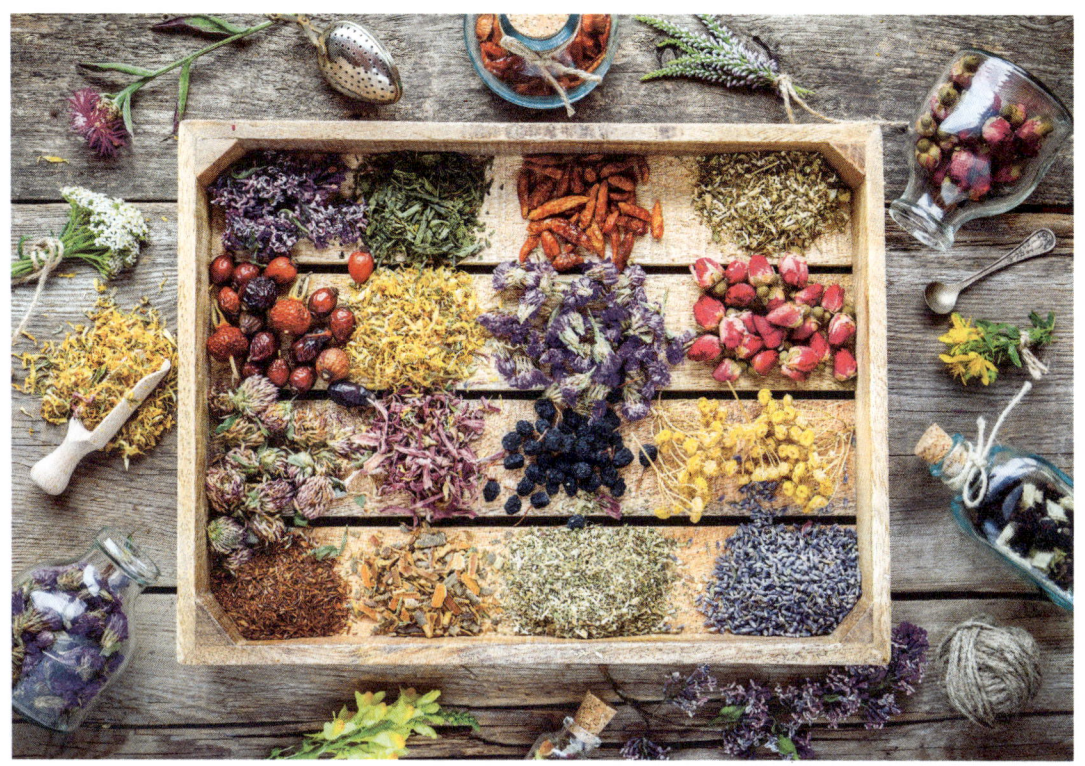

Ätherische Öle und Hydrolate

Maienfelser Naturkosmetik
www.maienfelser-naturkosmetik.com

Oshadhi
www.oshadhi.de

Taoasis
www.taoasis.com

Wadi GmbH
www.etherischeoele.de

Neumond
www.neumond.de

Verpackungen

Rosa Heinz Verpackungen GmbH
www.rosa-heinz.de

Gläser und Flaschen GmbH
www.glaeserundflaschen.de

Autorenvita

Natascha von Ganski ist 1972 in Berlin geboren, verheiratet und Mutter von zwei Söhnen (17, 23). Sie arbeitet seit 1998 als Heilpraktikerin mit den Schwerpunkten Pflanzenheilkunde und Aromakunde sowie den traditionellen Heilweisen der abendländischen Medizin und ist Psychosynthese-Therapeutin. Als Dozentin für Berufsverbände (Heilpraktiker und Hebammen) und Arzneimittelfirmen hält sie regelmäßig Vorträge und Seminare und gründete 2008 die »alcimia – Schule für Heilpflanzenkunde«. Sie leitet den medizinischen Bereich der Firma »aspiraclip« und ist dort unter anderem verantwortlich für die Entwicklung neuer Rezepturen mit ätherischen Ölen.

Danksagung

Meine größte Inspirations- und Kraftquelle ist ohne Zweifel die Natur. Deshalb gebührt ihr mein größter Dank.

Vieles von dem, was in dieses Buch eingeflossen ist, entstand zunächst als Unterrichtsmaterial für diverse Kurse und Workshops. Ob und wie daher die einzelnen Ideen für Rezepturen tatsächlich »funktionieren«, habe ich somit meinen Phytotherapie-SchülerInnen zu verdanken!

Meiner langjährigen Freundin und geschätzten Kollegin Jeanine Schilling danke ich für die Unterstützung in Sachen Johanniskrautöl, als ich feststellen musste, dass mein Repertoire aufgebraucht war.

Für die liebevoll gestalteten Bilder und die humorvolle Kommunikation danke ich Anke Schütz.

Anna Geistbeck hat den größten Teil dieses Buches betreut. Ich danke ihr sehr dafür, dass sie mich für dieses Projekt gewonnen hat, obwohl ich selbst kaum mehr Platz für eine zusätzliche Aufgabe sah.

Für die sehr angenehme Zusammenarbeit und das mit viel Liebe zum Detail gestaltete Buch gilt mein großer Dank dem Christian Verlag und seinem Team.

Impressum

Produktmanagement: Anna Geistbeck, Sonya Mayer

Umschlaggestaltung: *zeichenpool unter Verwendung von Fotos von Shutterstock/279photo Studio, Shutterstock/azure1, Shutterstock/images72, Shutterstock/Le Panda

Layout und Satz: Silke Schüler

Redaktion: Renate Bugyi-Ollert

Korrektur: Franziska Sorgenfrei

Repro: Repro Ludwig, Zell am See

Herstellung: Barbara Uhlig

Printed in Slovenia by Florjancic

Unser komplettes Programm finden Sie unter:

 www.christian-verlag.de

Alle Angaben in diesem Werk wurden von der Autorin sorgfältig recherchiert und auf den aktuellen Stand gebracht sowie vom Verlag geprüft. Für die Richtigkeit der Angaben kann jedoch keinerlei Haftung übernommen werden.

Die Deutsche Nationalbibliothek verzeichnet diese Publikation in der Deutschen Nationalbibliografie; detaillierte bibliografische Daten sind im Internet über http://dnb.d-nb.de abrufbar.

ISBN 978-3-95961-090-2

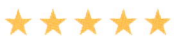

Sind Sie mit diesem Titel zufrieden? Dann würden wir uns über Ihre Weiterempfehlung freuen.
Erzählen Sie es im Freundeskreis, berichten Sie Ihrem Buchhändler oder bewerten Sie bei Onlinekauf. Und wenn Sie Kritik, Korrekturen, Aktualisierungen haben, freuen wir uns über Ihre Nachricht an Christian Verlag, Postfach 40 02 09, D-80702 München oder per E-Mail an lektorat@verlagshaus.de

Fotografie: Alle Fotos stammen von Anke Schütz, mit Ausnahme von Shutterstock Natalia Derlabina: S. 4; Svetlana Luklenko: 6/7; gresei: 10; images72: 11, 21, 63, 64, 65; Pavel Ilyukhin: 12; Africa Studio: 13, 27, 61, 63, 69; Svetlana Fedoseyeva: 14; Petrenko Andriy: 15; /Olga Miltsova: 16; Rido: 17; anastasiia agafonova: 18; Heike Brauer: 19; Robert Przybysz: 20; Yulia Sribna: 22; kryzhov: 23; baibaz: 26; YKTR: 28; ARTFULLY PHOTOGRAPHER: 29 (oben); pixs4u: 29 (unten); yurisyan: 30; natalia bulatova: 31; Makistock: 32; almaje: 33, 70, 71; Scisetti Alfio: 34, 37, 39, 45; Nik Merkulov: 35; Robyn Mackenzie: 36; D7INAMI7S: 38; Taliun: 40; Igor Sirbu: 41; Sandra Caldwell: 42, 48; Madlen: 43; Lopatin Anton: 44; spline_x: 46; emberiza: 47; domnitsky: 49; Bildagentur Zoonar GmbH: 50; LianeM: 51; Antonova Ganna: 52; Snapshot: 53; SiNeeKan: 54; Madeleine Steinbach: 55; mama_mia: 56, 60; Melica: 57; colors: 58; Gayvoronskaya_Yana: 66; Anna Ok: 67; Antonova Ganna: 68; Shalith: 73; mythja: 74; 279photo Studio: 75; VICUSCHKA: 147; LanaSweet: 149; Chamille White: 151, 157

Ebenfalls erhältlich ...

ISBN 978-3-95961-133-6

Was koche ich heute für meine Familie? 120 abwechslungsreiche Gerichte, die der ganzen Familie schmecken. Schnell, einfach und gesund.

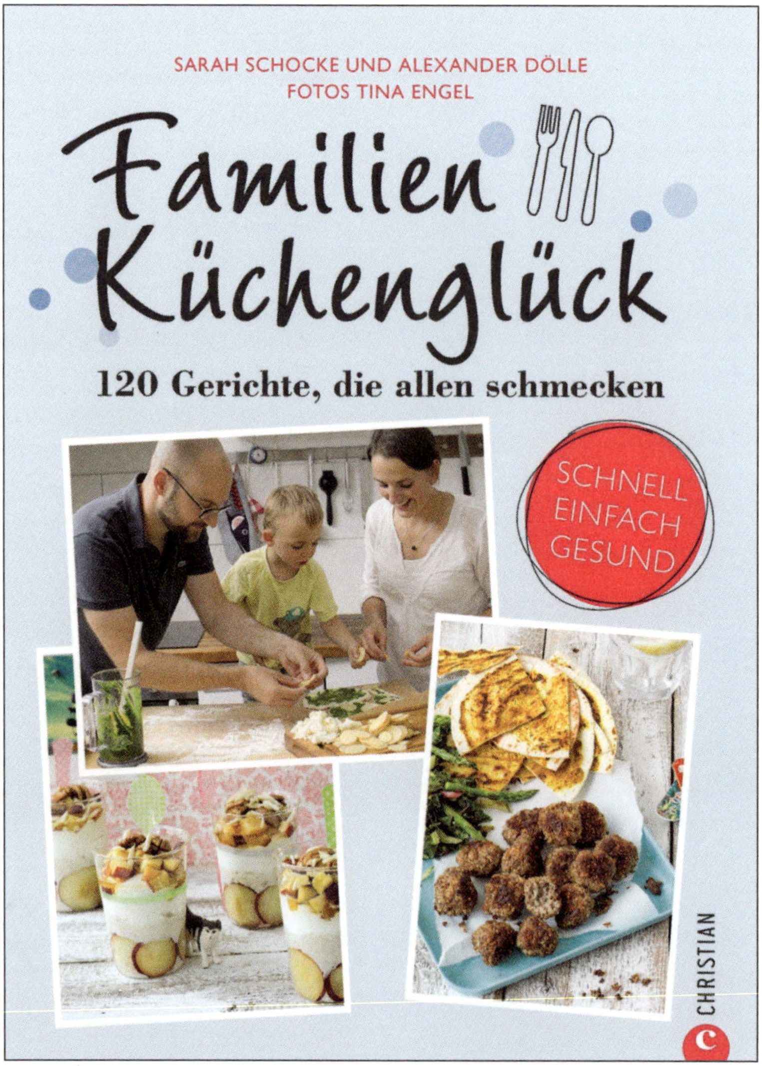

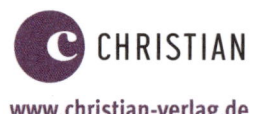

CHRISTIAN

www.christian-verlag.de